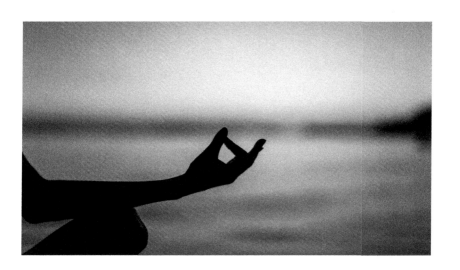

# Copyright & Disclaimer

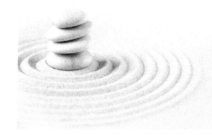

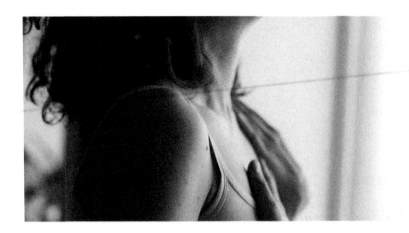

# *Introduzione*

Ti senti sopraffatta in alcune situazioni durante la tua giornata ma non hai le tecniche giuste per raggiungere uno stato di calma interiore ed evitare un circolo vizioso di stress ed emozioni negative?

Stress e ansia sono diventati una presenza costante nella tua vita e vorresti imparare a gestirli in modo efficace?

Vuoi ritrovare tranquillità interiore, calma e serenità, mentre affronti le sfide quotidiane in modo più efficace, anche in quelle situazioni in cui non puoi utilizzare altri strumenti come un ora di yoga, 40 minuti di meditazione o una corsa anti-stress?

Hai la guida giusta in mano!

Sono qui per aiutarti a scoprire la tua capacità innata di trovare la calma interiore velocemente.

Ma prima....Fermati un attimo e pensa a dare una risposta a questa domanda!
Cosa accadrebbe se non ti sentissi ansiosa e stressata durante la tua giornata...?

Quando riuscirai a prendere le tue decisioni durante la giornata con calma e sicurezza, puoi esserne certa che non ti causeranno ulteriore stress, saranno in linea con i tuoi valori e i tuoi interessi.

Ho scritto questo libro per farti scoprire:

- I tuoi alleati per gestire stress ed ansia quando hai una vita frenetica,
- Come usare l'aromaterapia per ritrovare la calma e l'equilibrio nella tua vita quotidiana quando ti senti travolta dall'ansia,
- 3 tecniche olistiche rapide e pratiche, utilizzate da infermieri olistici in corsia, che ti aiuteranno a gestire lo stress e l'ansia in modo efficace.

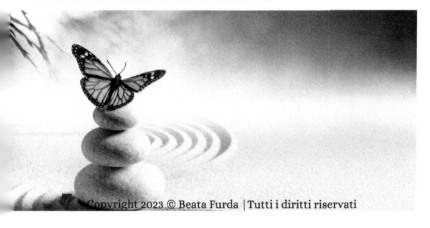

Quando avrai finito, spero che chiuderai questo libro sentendoti informata e sicura nell'utilizzo degli oli essenziali e a mettere in pratica le tecniche di mindfulness rapide, così da poter affrontare situazioni stressanti senza farti travolgere dalle tue emozioni e ritrovare un momento di pace in cui prendere una boccata d'aria per ricaricare le tue energie.

Buona lettura!

*Beata*

# *I tuoi alleati per affrontare stress e ansia nella tua quotidianità frenetica*

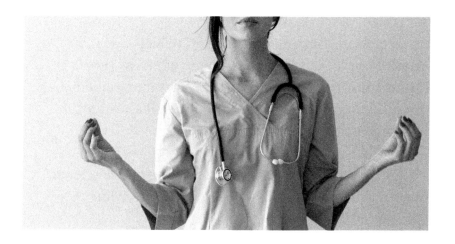

## 01    Perché e come un infermiere olistico può aiutarti

Ma prima di tutto... chi è l'infermiere olistico?

Un infermiere olistico è un infermiere che possiede competenze e formazione comprovate da un percorso di studi in discipline sanitarie di livello universitario e poi adotta un approccio olistico (mente-corpo-spirito-emozione) alla pratica dell'assistenza infermieristica tradizionale.

L'assistenza infermieristica olistica si basa su un insieme di conoscenze, competenze, standard di pratica definiti e viene fondata sulla cura, sulla relazione e sull'interconnessione.

Le tecniche e/o strumenti utilizzati nella pratica infermieristica olistica hanno meno effetti avversi e interazioni scarse o nulle con altri trattamenti medici, quindi sono facilmente incorporabili nell'assistenza infermieristica.

L'infermieristica è stata pensata per essere una scienza olistica, e in realtà si allinea bene con le Medicine Complementari.

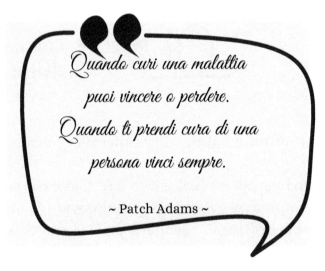

Quando curi una malattia
puoi vincere o perdere.
Quando ti prendi cura di una
persona vinci sempre.

~ Patch Adams ~

Gli infermieri, grazie al loro approccio centrato sulla persona e sui suoi bisogni, lavorano per integrare diverse risorse della persona stessa per aiutarla a sentirsi meglio.

L'idea di prendersi cura dell'intera persona, non solo del suo corpo fisico, risale a Florence Nightingale.

La missione di Florence Nightingale era prendersi cura di coloro che non potevano farlo da soli.

Ha incoraggiato la cura olistica riconoscendo l'importanza dell'ambiente, della luce, dei profumi, della musica e della riflessione silenziosa nel processo terapeutico (Erickson, 2007).

L'infermieristica olistica è definita come
"tutta la pratica infermieristica che ha come obiettivo la guarigione dell'intera persona" (American Holistic Nurses' Association, 1998)
e Florence Nightingale, è considerata la fondatrice dell'infermieristica olistica, che ha insegnato agli infermieri a concentrarsi sui principi dell'olismo: unità, benessere e interrelazione tra gli esseri umani e il loro ambiente.

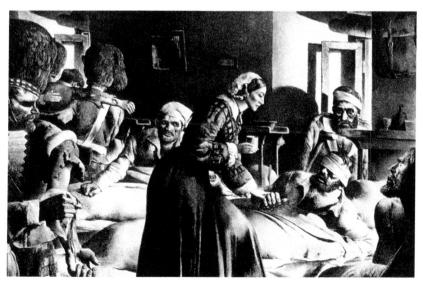

*Ogni persona possiede capacità, risorse, energie che conducono al miglioramento della sua condizione, fino alla possibile guarigione, e tali capacità sono innate. L'infermiere olistico aiuta la persona a identificarle e ad usare queste sue risorse...*

Purtroppo, nel settore sanitario, non si tiene ancora pienamente conto dell'approccio olistico. La struttura organizzativa e la cultura attuale hanno trasformato l'assistenza infermieristica da un approccio globale all'essere umano a una visione più ristretta.

Questa visione si concentra esclusivamente sul corpo malato, considerato come un insieme di parti da trattare separatamente, e quindi richiede assistenza specializzata per ogni singolo organo, senza tener conto della persona nel suo complesso.

In questa prospettiva, l'essere umano viene trattato come una macchina, in cui è necessario intervenire solo quando si presenta un guasto, e le malattie e le disabilità vengono considerate come entità oggettive, isolate, misurabili e modificabili, non influenzate dai pensieri e dalle emozioni.

In realtà, fin dai tempi antichi, coloro che si prendevano cura della salute delle loro famiglie e della loro comunità, non si limitavano semplicemente a combattere la malattia.

Oltre a cercare rimedi, come erbe medicinali, per ridurre la febbre o curare ferite, si preoccupavano anche di creare un ambiente favorevole alla guarigione.
Arieggiando le stanze, offrendo bevande calde per rilassarsi, e cosa più importante, essere lì presenti ad ascoltare i pensieri del malato e ad alleviare la sua anima dalle preoccupazioni pressanti.

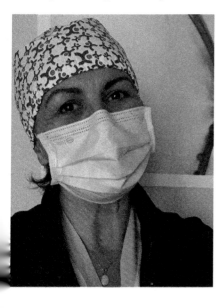

Oggi, queste pratiche vengono spesso denominate in modo diverso e possono sembrare complesse, come la cura dell'ambiente (cura del setting) o il supporto emotivo (counseling).

Tuttavia, tutte queste attività rientrano nel campo dell'infermiere.

Ma in un contesto ospedaliero oggigiorno, può essere difficile prendersi cura di tutti questi aspetti.
Spesso gli infermieri hanno a disposizione tempi molto limitati (solo per la somministrazione delle terapie/medicazioni) per ogni paziente e ciò può limitare la possibilità di offrire un'assistenza completa e olistica.

...e non sono solo i professionisti ad essere impreparati all'assistenza infermieristica olistica.

Molti pazienti preferiscono ancora affidarsi a pillole pronte all'uso per ogni problema (e poi per ogni effetto collaterale che esso causa) anziché prendere in mano le redini del proprio benessere.
È più facile dare la colpa a qualcos'altro per il proprio stato di malessere invece di aiutare il proprio guaritore interiore cambiando stile di vita e abitudini.

*Pillole di benessere*

A proposito di guaritore interiore...
Sapevi che quando ti iscrivi alle "Pillole di benessere" sul sito beatafurda.com ricevi in omaggio la visualizzazione guidata per scoprire il tuo guaritore interiore?

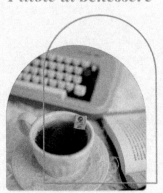

Per iscriverti puoi andare sul sito
www.beatafurda.com/newsletter

...oppure inquadra il codice QR e segui il link nel browser

Ho cominciato ad utilizzare gli oli essenziali per un uso personale e ho scoperto la mindfulness poco prima dell'inizio della pandemia
In questo modo però durante la pandemia mi sono trovata fortunatamente con gli strumenti più efficaci da portare con me in corsia.

Sono stati talmente efficaci a ripristinare il mio equilibrio emotivo che, proprio in quel periodo molto difficile ed impegnativo, sono stata in grado, oltre a prendermi cura della mia salute fisica (grazie ad una alimentazione sana, mindful eating, attività fisica e yoga), anche a ricominciare a coltivare i miei hobby e a completare corsi di formazione professionale.

Già...., ho ripreso anche a studiare nonostante il tempo non sembrava bastasse nemmeno per tutto il resto, perché ho capito di voler trasmettere le mie conoscenze in ambito delle terapie complementari.
Ma non me la sono sentita di farlo basandosi solo sulla mia esperienza personale e senza avere anche i "titoli" giusti.

Così sono diventata prima Facilitatore di Mindfulness, poi ho concluso il Master di primo livello per diventare Infermiera Olistica, seguito dal corso ECM per diventare Esperta di Mindfulness e Gestione emotiva e ho iniziato anche un corso triennale di Naturopatia.

Poi nel 2022 mi sono appassionata di Aromaterapia Emozionale e sono riuscita ad ottenere il titolo di Professionista certificata di Aroma Freedom Technique.

Infatti, l'idea di questo libro nasce dalla volontà di voler trasmettere conoscenze che possano aiutarti a migliorare il tuo benessere complessivo, come lo hanno fatto con me, partendo dal tuo benessere emotivo e mentale.

Vediamo allora, sulle prossime pagine, una breve introduzione alla Mindfulness e all'utilizzo degli oli essenziali a scopo terapeutico, che potrebbero diventare in questo modo anche i tuoi alleati.

# 02

## Introduzione alla Mindfulness

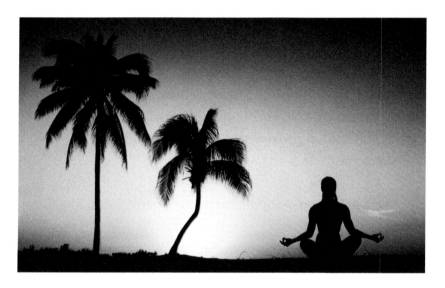

Se stai leggendo questo libro, è probabile che tu stia cercando una via d'uscita dalla tensione quotidiana, dallo stress che appesantisce le tue spalle, o dall'ansia che talvolta sembra inghiottirti.

Bene, hai fatto il primo passo in quello che potrebbe rivelarsi un'esperienza di trasformazione profonda e positiva. In questo capitolo, ti condurrò nel mondo della consapevolezza, un'arte antica e potente che può aiutarti a trovare la calma e la chiarezza dentro di te, indipendentemente da quanto travagliata possa sembrare la tua mente.

Ti sei mai chiesta quanto sia importante vivere davvero nel momento presente?

Spesso, ci troviamo a vagare con la mente altrove, preoccupati per il passato o il futuro, senza porre davvero l'attenzione a ciò che sta accadendo ora. È come se fossimo costantemente concentrati su una lunga lista di cose da fare.

Ma cosa succederebbe se imparassimo a fermarci e ad essere veramente presenti nel qui e ora?
Questo cambio di prospettiva potrebbe cambiare completamente la nostra vita.

La magia della consapevolezza sta nel ricollegarsi alla ricchezza che si trova sia dentro di noi che fuori di noi, quelle infinite possibilità che si manifestano solo nel momento presente, in quell'istante senza tempo che chiamiamo "ora".

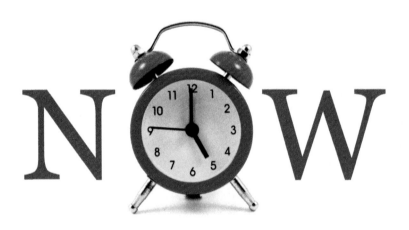

## Praticare la consapevolezza può:

- **dare sollievo da sopraffazione e ansia:** Impari a gestire meglio lo stress quotidiano e a liberarti dall'ansia.
- **aumentare la resilienza:** Sviluppi una presenza mentale che ti aiuta ad affrontare le sfide con saggezza.
- **aumentare consapevolezza di te stessa:** Comprendi meglio i tuoi pensieri, le tue emozioni e come questi interagiscono con il mondo.
- **darti nuove abitudini salutari:** Esplorando pratiche come lo yoga e il movimento/alimentazione consapevole può migliorare la tua salute generale.
- **migliorare la tua autodisciplina:** Imparando a sviluppare una pratica di meditazione che si adatta alle tue esigenze diventerai più costante e disciplinata nella pratica.
- **donarti un controllo maggiore della quotidianità:** Impari a gestire le tue emozioni anche quando le cose sembrano difficili.
- **migliorare il mondo:** Scoprirai come la tua consapevolezza può fare la differenza, rendendo il mondo un posto più equo ed etico.

In poche parole, la consapevolezza ti aiuta a vivere più appieno e a gestire meglio la vita di tutti i giorni.

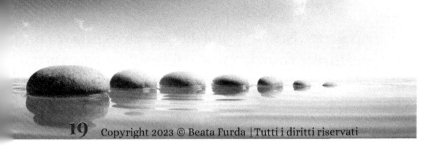

# Mindfulness: Cos'è e Cosa Non è

Per prima cosa, è importante comprendere che **la consapevolezza non è una sorta di panacea magica** che risolve tutti i problemi. Non è una promessa di vita senza stress o senza ansia. Al contrario, la mindfulness è un invito a esplorare la tua esperienza con attenzione e gentilezza, senza giudizio.

La consapevolezza non richiede di svuotare la mente o di raggiungere uno stato di totale serenità. Non significa neanche eliminare completamente i pensieri o le emozioni negative. Al contrario, ti invita a osservare questi pensieri e queste emozioni con un occhio curioso e distaccato.

La mindfulness è una pratica antica, radicata nelle tradizioni spirituali orientali, ma negli ultimi decenni, è diventata un campo di ricerca scientifica rigorosa. Gli studi hanno dimostrato che **la consapevolezza può avere un impatto significativo sulla riduzione dello stress e dell'ansia, migliorando la salute mentale e fisica**.

Inizialmente, può sembrare un'esperienza insolita. Sarai invitata a concentrarti sul momento presente, sulla tua respirazione, sulle sensazioni nel tuo corpo e sugli stimoli che provengono dall'ambiente circostante.

Ma...., dopo aver visto cosa vuol dire essere consapevole, **puoi dirmi invece cosa significa non esserla durante la tua giornata?**

Ti aiuto io...

**Vuol dire:**

- sprecare la vita che stai vivendo,
- perdere informazioni importanti,
- perdere esperienze e occasioni importanti,
- rischiare più infortuni e incidenti,
- rischiare maggiori incomprensioni nei rapporti con gli altri
- e anche renderti più infelice di quanto tu te ne renda conto e più esposta allo stress e ai problemi psicologici, con tutte le conseguenze fisiche e mentali negative che possono derivare.

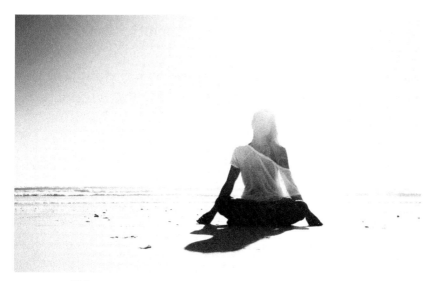

Vediamo cosa ci dice la scienza:

"Le tecniche di consapevolezza si sono rivelate efficaci strumenti di gestione dello stress, utili anche per affrontare eventi stressanti sul posto di lavoro.
È stato riscontrato che un ambiente di lavoro rigenerante (cioè con elementi naturali) riduce lo stress e l'affaticamento, migliorando le prestazioni lavorative.
Inoltre, praticare la consapevolezza nella natura aiuta a migliorare la sensazione di benessere e ad alleviare lo stress."
PMID: 35627491

Fare pratica regolare della consapevolezza fa diminuire l'attività dell'amigdala, quella parte del cervello che ci mette in modalità "lotta o fuga".
Questo aiuta a ridurre le reazioni impulsive e crea tranquillità.
Inoltre, aumentando l'attività dell'insula, si stimola la creatività e l'empatia, aiutandoci a costruire relazioni più solide.

È un po' come allenare i muscoli durante l'attività fisica, solo che in questo caso specifico alleniamo il nostro cervello a reagire in modo più rilassato e consapevole.

Gli infermieri olistici, ad esempio, utilizzano la consapevolezza per ritornare al momento presente e ristabilire in questo modo il loro equilibrio mentale ed emotivo, quando affrontano situazioni stressanti.

Ma la vita consapevole non è qualcosa che puoi spuntare dalla tua lista di cose da fare. Piuttosto è un viaggio che richiede una concentrazione momento per momento.

Ecco perché la chiamano pratica: restare nel momento è qualcosa su cui lavorerai sempre.

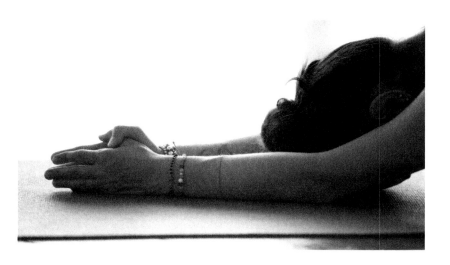

Più ti "alleni", paragonando la consapevolezza all'attività fisica, più diventa facile.
Visto che questa pratica riguarda l'essere presenti e liberi da giudizi, non aspettarti subito la perfezione!

**Il bello della consapevolezza sta nel suo essere applicabile in qualsiasi situazione, in qualsiasi momento, proprio qui e ora.**

Si tratta di sintonizzare la tua mente e il tuo corpo sulla consapevolezza, e ciò può avvenire in vari modi:

## 1. Mindfulness in azione:

La mindfulness può essere applicata mentre svolgi le tue attività quotidiane, sia che tu stia camminando, lavando i piatti o guidando.
È un'arte di portare consapevolezza in ogni aspetto della vita.

## 2. Crescita Personale:

Sviluppare qualità personali come la pazienza, la compassione e la gentilezza attraverso la consapevolezza è un aspetto essenziale della pratica. Queste qualità diventano il tuo modo di essere nel mondo.

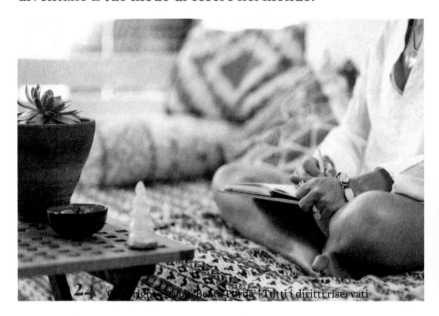

### 3. Mindfulness al lavoro:

Portare la consapevolezza nella tua vita professionale può migliorare la tua concentrazione, la tua produttività e la tua capacità di gestire lo stress.
È un'abilità utile sia per te che per i tuoi colleghi.

### 4. Relazioni basate sulla Mindfulness:

La comunicazione empatica e relazioni più profonde possono emergere quando pratichi la mindfulness nelle interazioni con gli altri.
La tua presenza consapevole migliora le tue relazioni.

### 5. Nutrirsi con Mindfulness:

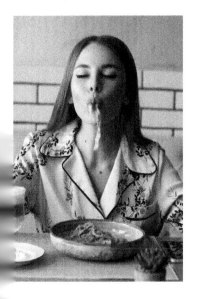

Puoi applicare la mindfulness anche ai tuoi pasti.
Imparare a mangiare in modo consapevole può portare una maggiore gratitudine per il cibo e una migliore comprensione delle tue abitudini alimentari.

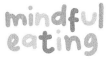

Il compito di questa guida introduttiva è quello di accompagnarti in un viaggio verso una vita più piena e consapevole.

Attraverso un approccio educativo ed esperienziale, ti insegna ad applicare la consapevolezza nella tua vita quotidiana, donandoti un senso di benessere personale.

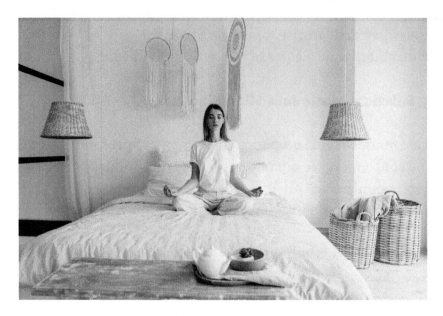

La consapevolezza è più di una semplice tecnica, è uno stile di vita. **Puoi praticarla nei due modi seguenti:**

**1. Pratica Formale:**
Dedicando un po' di tempo ogni giorno per esercitarti nella meditazione mindfulness. Questo è il tuo momento di silenzio e riflessione.

**2. Pratica informale:**
La mindfulness informale invece non ha regole rigide. Si tratta di allenarti ad essere consapevole nella vita di tutti i giorni, in ogni tua azione.
È un'esplorazione della tua quotidianità.

**26**

Attraverso l'allenamento e la pratica della consapevolezza, acquisirai la capacità di riconoscere i tuoi pensieri, emozioni e processi mentali.

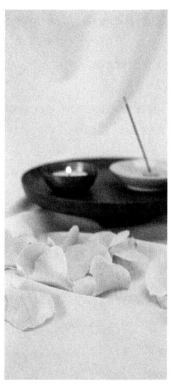

Questo ti consentirà di sostituire i comportamenti reattivi e distruttivi con scelte consapevoli e funzionali nella tua vita quotidiana.

La consapevolezza ti aiuta a distinguere ciò che è veramente importante da ciò che non lo è, permettendoti di concentrarti su quello che davvero conta per te.

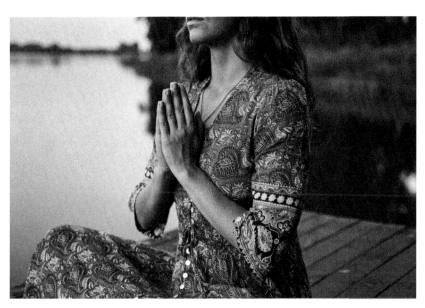

**Prova allora questi 5 suggerimenti per essere consapevole:**

## 1.) Medita

La meditazione è consapevolezza concentrata in cui ti siedi in silenzio e osservi i tuoi pensieri.

Ma quanta meditazione è sufficiente?

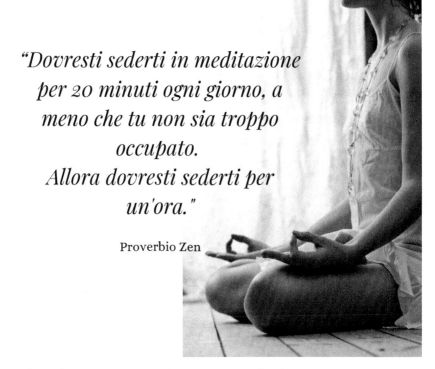

*"Dovresti sederti in meditazione per 20 minuti ogni giorno, a meno che tu non sia troppo occupato.
Allora dovresti sederti per un'ora."*

Proverbio Zen

Scherzi a parte, non esiste un periodo di tempo prestabilito.
L'importante è trovare ciò che funziona per te.
Anche un minuto di meditazione ti aiuta a rimanere consapevole.

**Se non hai mai fatto meditazione, usa queste idee per iniziare:**

- *Respira e basta.*

Invece di concentrarti sullo schiarimento della mente, prova a fare periodicamente alcuni respiri profondi e deliberati durante la giornata.

"Quando non siete sicuri di cosa fare, tornate al vostro respiro: inspirate ed espirate pienamente consapevoli, prendete rifugio nella presenza mentale. La cosa migliore da fare nei momenti di difficoltà è tornare a se stessi e dimorare nella consapevolezza."

(Thich Nhat Hanh)

- *Scansiona il tuo corpo.*

Ogni ora, nota qualsiasi tensione e rilasciala: apri la mascella, scuoti le spalle e rilassa il collo.

- *Imposta la scena.*

Suggerisci alla tua mente che è ora di meditare con una miscela di diffusori che usi solo durante la pratica.
Ti suggerisco gli aromi calmanti di incenso, lavanda e cipresso.

## 2. ) Rallenta e goditi il processo

Uno dei vantaggi di praticare la consapevolezza è che può trasformare le faccende banali in qualcosa di soddisfacente e forse anche un po' divertente.

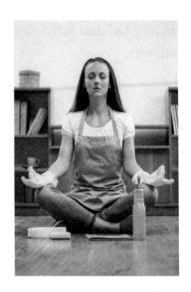

Trova modi per assaporare il processo di un'attività invece di affrettarti a spuntarla dalla tua To Do list.

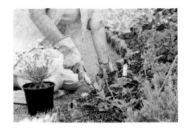

Per esempio: dato che devi comunque preparare la cena, perché non iniziare da lì?

Prova a trascorrere una serata concentrandoti sul processo di preparazione degli ingredienti, pensa a come sono arrivati da Te, che consistenza hanno, come sono al tatto, che profumi emanano...

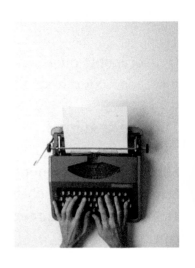

Anche se stai preparando una delle tue cene semplici, questo è un ottimo momento per esercitarti a rimanere presente.

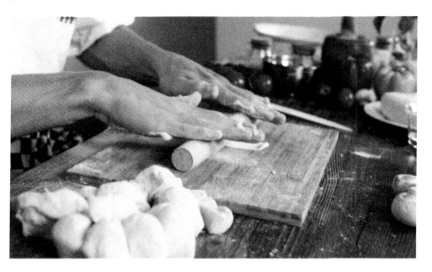

### 3.) Riduci al minimo le distrazioni

Non sto dicendo che le distrazioni siano sempre dannose. (Chi non ama perdersi in un buon libro o in un film?) Ma essere costantemente distratti può significare perdere la magia dei piccoli momenti della vita.

Quindi che tu stia passando del tempo con i tuoi cari o godendosi il sole e l'aria fresca, sfrutta al massimo il tuo tempo eliminando le distrazioni non importanti.

Metti quindi da parte gli schermi a cena e concentrati sulle conversazioni con la tua famiglia.

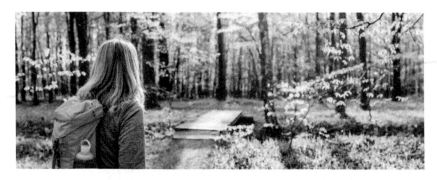

Quando sei fuori, nota la natura. Che si tratti di una passeggiata intorno all'isolato o di un'escursione fino alla vetta più alta, abbandona le cuffie per ascoltare invece i suoni della vita all'aria aperta.

### 4.) Trova la quiete

Lo so, quando hai un lavoro e commissioni da sbrigare e bambini da gestire, è facile perdersi nella confusione quotidiana.
"Sono troppo occupata per essere consapevole", potresti pensare.
E io ti sento.
Ma praticare la consapevolezza non deve durare tutto il giorno.
Il trucco è cercare piccoli momenti di quiete: giuro che esistono!

Ad esempio, concentrati sul tuo respiro al semaforo, mentre sei sotto la doccia o prima di andare a dormire.

Dopo alcune settimane, inizierai a vedere un cambiamento.

Vivere consapevolmente diventerà presto una seconda natura e ti ritroverai a dedicare ogni giorno il tempo per sentirti presente.

## 5. ) Pratica yoga

La consapevolezza non significa solo restare fermi. Quando fai yoga, impari a praticare la consapevolezza attraverso il movimento del corpo. Rimanere in sincronia con il tuo corpo e concentrarti sulla respirazione ti mantiene radicato nel momento presente. Puoi anche utilizzare il tempo tra gli esercizi per riflettere e meditare.

Come accennato in precedenza, l'aromaterapia può aiutarti a far capire alla tua mente che è ora di essere presente.

Ti vorrei dare anche qualche suggerimento per l'utilizzo degli oli essenziali da aggiungere alla tua pratica yoga: Incenso, Mirra, Palo Santo

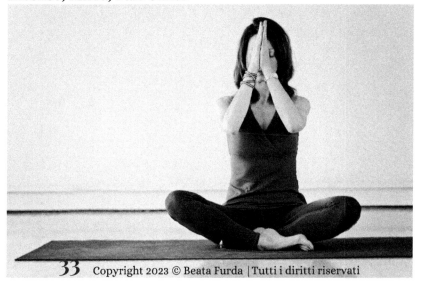

33

...e a proposito di oli essenziali da poter utilizzare durante la tua pratica di consapevolezza, conosciamoli meglio nel prossimo capitolo.

# 03

## Introduzione all'utilizzo di oli essenziali

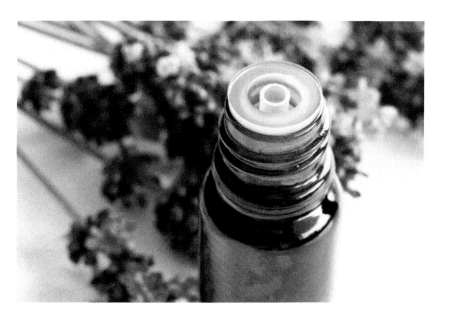

Prima di iniziare a sperimentare le proprietà curative degli oli essenziali, avrai bisogno di una conoscenza di base di cosa sono queste sostanze e cosa possono fare per te.

Quindi ora ci immergeremo in un mondo profumato che, oltre a fornire rimedi naturali, può anche sollevare il tuo spirito, rilassare la tua mente e lenire l'anima.

Ora Ti parlerò di oli essenziali ed aromaterapia, un'arte antica che porta il potere della natura direttamente nelle tue mani.

È come **un abbraccio profumato per l'anima,** e credimi, non vedo l'ora di condividerla con Te!

### *Cosa sono gli Oli Essenziali*

Sono composti aromatici naturali e potenti che si trovano nei semi, nella corteccia, negli steli, nelle radici e nei fiori di piante e alberi. Proteggono le piante dalle minacce ambientali, sia dal calore del sole che dai batteri, virus, funghi e attirano gli impollinatori.

*Immagina di prendere l'essenza delle piante, dei fiori e degli alberi e di racchiuderla in una piccola bottiglia ambrata!*

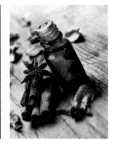

Le piante sono dei veri laboratori chimici.
Sintetizzano decine di migliaia di composti chimici utili per il loro funzionamento e per lottare contro le aggressioni chimiche o biologiche.
Quando vengono estratte e distillate possono essere utilizzate come rimedi naturali, ma anche nella preparazione del cibo e nei trattamenti di bellezza. I loro benefici sono noti da secoli!

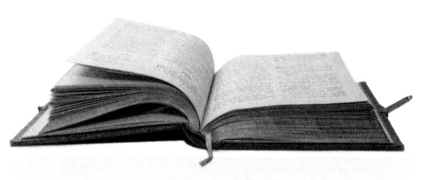

Le piante aromatiche, quelle da cui vengono oggi estratti gli oli essenziali, erano già utilizzate per la salute ma anche per connettersi con Dio. Infatti anche la Bibbia le cita ripetutamente.

Mosè fu insegnato da Dio a preparare l'olio per l'unzione:

"Procurati balsami pregiati: mirra vergine per il peso di cinquecento sicli; cinnamomo odorifero, la metà, cioè duecentocinquanta sicli; canna odorifera, duecentocinquanta; cassia cinquecento sicli, secondo il siclo del santuario (16,4 g circa) e un hin (5, 83 litri circa) d'olio d'oliva.
Ne farai l'olio per l'unzione sacra, un unguento composto secondo l'arte del profumiere"
(Es. 30, 22-25).

> Ciò che rende gli oli essenziali unici tra gli strumenti terapeutici naturali è che possono influenzare contemporaneamente sia il corpo che la mente.

Anche se usiamo il termine di oli essenziali, non stiamo parlando di oli nel vero senso della parola.

Pensa ad esempio all'olio d'oliva, all'olio di mandorle o all'olio di sesamo. Cosa fanno questi oli quando li riscaldi per cucinare? Rimangono allo stato liquido anche ad alte temperature, mentre gli oli essenziali si vaporizzano quando vengono riscaldati.

Questo è ciò che li rende facili da inalare in aromaterapia ed è ciò che li rende efficaci per altri usi medicinali.

Aromaterapia significa letteralmente "curarsi attraverso i profumi " e rappresenta un ritorno alla natura.

Abbraccia un approccio olistico, la consapevolezza ambientale ed è una branca della fitoterapia.

Gli oli essenziali sono molto concentrati e semplici da usare, non necessitano una preparazione (o quasi), quindi si adattano perfettamente ad una vita frenetica come la nostra.

L'aromaterapia è la pratica dell'uso topico e aromatico di oli essenziali per il benessere generale.
Non sono semplicemente rimedi naturali ma hanno un effetto anche sulla sfera emotiva.

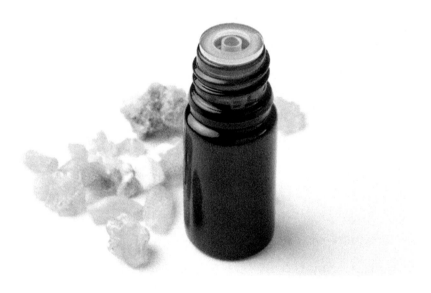

*"L'Aromaterapia – l'arte e la scienza di utilizzare essenze aromatiche estratte naturalmente dalle piante per bilanciare, armonizzare e promuovere la salute del corpo, della mente e dello spirito"*

(Associazione Nazionale per l'Aromaterapia Olistica)

### *Alcuni vantaggi degli oli essenziali:*

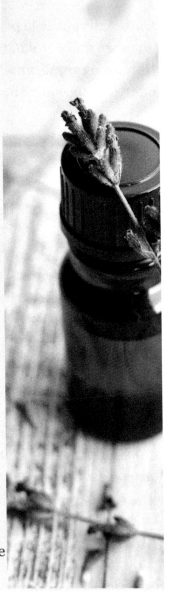

- Rispettano la flora endogena, cioè non distruggono i batteri buoni che vivono nel nostro intestino.
- Non sviluppano resistenze perché la loro composizione chimica è molto più complessa di quelli degli antibiotici o antivirali della medicina convenzionale. È impossibile sviluppare una resistenza contro un cocktail di molecole mentre contro un singolo principio attivo sì.
- Possono essere complementari ai trattamenti convenzionali e non interferire con essi.
- Ben diluiti possono essere utilizzate anche in agricoltura per il trattamento contro parassiti e non c'è da meravigliarsi...è la loro funzione originaria.

Ora, passiamo alla parte più affascinante:
**l'aromaterapia emozionale.**

Non è solo un'idea hippie o una moda!
La ricerca scientifica sugli oli essenziali supporta il loro
uso nella salute naturale e sta inaugurando una nuova era.

Gli oli essenziali possono influenzare il tuo cervello e il tuo
stato d'animo.

I profumi come la lavanda possono rilassarti, mentre
l'arancio dolce può darti una spinta di gioia.

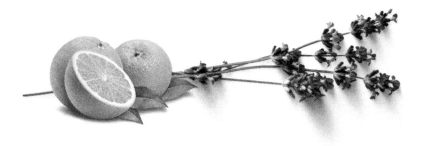

Gli aromi possono aiutarti a gestire lo stress, alleviare
l'ansia e persino migliorare il sonno.

Il senso dell'olfatto è come il direttore d'orchestra delle
nostre emozioni, perché è l'unico dei cinque sensi
direttamente collegato al sistema limbico, la parte del
cervello che controlla la pressione sanguigna, la frequenza
cardiaca e la respirazione, nonché la memoria e l'equilibrio
ormonale.

Gli altri sensi – udito, vista, gusto e tatto – sono tutti collegati al talamo, un'altra regione del cervello.

Il sistema limbico regola la paura, la rabbia, la depressione, l'ansia, felicità e tristezza e si ritiene che un profumo che entra nel bulbo olfattivo abbia la capacità di influenzare tutte queste risposte emotive.

L'amigdala è una piccola "centrale emotiva" situata nel nostro lobo temporale.

Essa riceve le informazioni dai nostri sensi, le elabora e le traduce immediatamente in emozioni.

Quindi, l'olfatto è davvero potente quando si tratta di modificare ciò che proviamo.

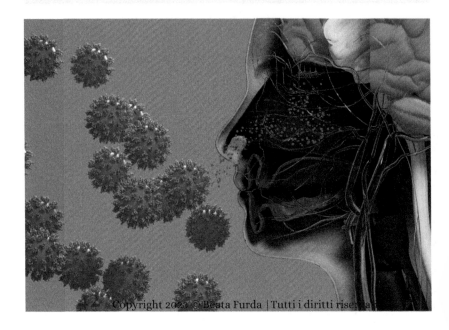

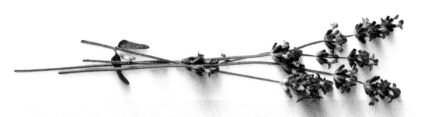

Spesso siamo talmente presi nella vita, con giornate che sembrano non finire mai e i nostri pensieri che girano senza sosta, che ci dimentichiamo perfino di respirare, rallentare e restare nel momento presente.

Ma sai che per poterlo fare senza fatica ... la soluzione è proprio lì, davanti al tuo naso?!

Hmmm...no, in realtà è nel tuo naso!

Sì, parlo proprio del senso dell'olfatto che non ha bisogno di intermediari per comunicare con parti del cervello, come l'amigdala, che sono responsabili delle nostre emozioni.

È come una conversazione profonda con il tuo IO interiore.

(Beata Furda)

**Pronta per cominciare?**

Inizia con pochi oli essenziali versatili come lavanda, incenso, menta piperita e arancio dolce. Puoi usarli in diversi modi: aggiungi qualche goccia al tuo diffusore, crea un bagno aromatico rilassante o miscela con un olio vettore per un massaggio calmante.

Non ti preoccupare se all'inizio ti sembra un po' complicato. Come con qualsiasi cosa, la pratica rende perfetti. E ricorda, l'aromaterapia è un regalo che ti fai, un momento speciale per coccolarti e prenderti cura di te stessa.

*Come regola generale per quanto riguarda l'aromaterapia puoi utilizzare la seguente classificazione:*

### Umore-Agrumi

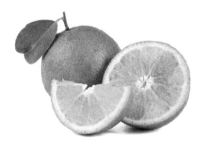

La maggior parte degli oli di agrumi sono ricchi di monoterpeni che possono essere utili per migliorare l'umore e alleviare lo stress e i sentimenti ansiosi. Il limonene si trova nel pompelmo, nel bergamotto, limone e lime. (...e poi c'è anche il pinene che invece lo trovi nell' abete nero, pino e anche in altre piante di abete.)

## Tensione - Alberi

La maggior parte degli oli degli alberi può essere di supporto per alleviare la tensione all'interno del corpo.

Alcuni esempi di questi oli: abete nero, copaiba, incenso e tsuga.

Oli di alberi come tsuga e abete nero sono ricchi di esteri che possono essere utili per rilassare i muscoli.

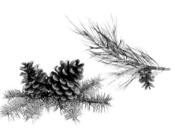

## Pelle - Fiori

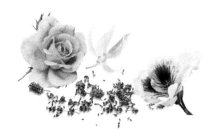

La maggior parte degli oli essenziali derivati dai fiori sono utili nel sostenere la salute della pelle.

Oli derivati dai fiori: lavanda, geranio, ylang ylang, rosa ed elicriso.

## Malessere - Erbe aromatiche

La maggior parte degli oli derivati dalle erbe sono ricchi di fenoli che possono essere utili per sostenere e rafforzare il sistema immunitario.

Gli oli ricchi di fenoli hanno anche ottime proprietà detergenti.

Oli ricchi di fenoli: timo, origano, corteccia di cannella e chiodi di garofano.

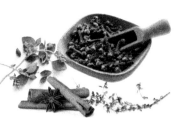

**...mentre per quanto riguarda l'aromaterapia emozionale puoi fare affidamento a questa classifica:**

Oli terrosi : stabilizzanti, radicanti e calmanti
Oli legnosi: centratura, stabilizzazione, rafforzamento e potenziamento
Oli fruttati/agrumati: ravvivanti, addolcenti, armonizzanti e rallegranti
Oli di menta: stimolanti, energizzanti, ravvivanti e vitalizzanti
Oli floreali: rilassanti, sensuali, nutrienti ed edificanti
Oli speziati: tonificanti, riscaldanti, confortanti e motivanti
Oli resinosi: calmanti, consolanti e meditativi
Oli canforati: stimolanti, rivitalizzanti e rinnovanti
Oli erbacei: chiarificanti, pacificanti, regolatori e riequilibranti

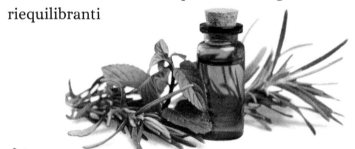

⚠️ **Prima di correre a comprare una scorta di oli essenziali, ci sono alcune regole d'oro da tenere a mente!**

Prima di tutto, ricorda che gli oli essenziali sono potenti, quindi devono essere utilizzati con cautela. Non applicarli direttamente sulla pelle, a meno che tu non sappia cosa stai facendo. È meglio diluirli con un olio vettore come l'olio di cocco, olio di mandorla o l'olio d'oliva.

Anche se gli oli essenziali sono naturali, non sono adatti a tutti.

Se sei incinta, hai problemi di salute gravi o hai allergie, consulta sempre un professionista della salute prima di usarli.

La sicurezza è al primo posto!

## *Lista di controllo per la qualità dell'olio essenziale*

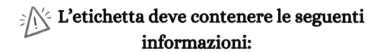 ### L'etichetta deve contenere le seguenti informazioni:

- Nome comune della pianta
- Nome scientifico/botanico (latino)
- Modalità di estrazione (distillazione, spremitura a freddo ecc.)
- Parte della pianta utilizzata per estrarre l'olio essenziale (fiore, foglie, semi ecc.)
- I suoi principali componenti chimici
- Eventualmente il suo chemiotipo (ct)
- Come è stato coltivato (biologico, artigianale, coltivato/selvatico)
- Paese di origine
- Il suo numero di lotto e la data di scadenza

(Cerca la parola profumo sulla bottiglia. Tipicamente significa: fragranza sintetica all'interno.)

## *Come usare gli oli essenziali*

Prima di utilizzare qualsiasi olio essenziale, è fondamentale avere in mente uno scopo chiaro.

Speri di sollevare il tuo morale o vorresti rilassarti? Forse stai cercando un rimedio naturale efficace per un mal di testa martellante, o forse ti piacerebbe preparare alcuni prodotti da bagno completamente naturali...

In ogni caso, controlla sempre che gli oli che stai utilizzando siano adatti allo scopo previsto.

Assicurati di prestare molta attenzione alle precauzioni per ciascun olio essenziale prima di iniziare. Inoltre, diluire attentamente gli oli, informarsi sui potenziali effetti collaterali associati a ciascun olio e osservare eventuali reazioni avverse.

**Gli oli essenziali entrano nel corpo in tre modi: inalazione, ingestione o applicazione topica.**
Con ciascuno di questi metodi, è possibile utilizzare diversi tipi di applicazione.
Ad esempio, puoi massaggiare gli oli essenziali sulla pelle, aggiungerli all'acqua della vasca per un bagno naturale, spruzzare o applicare localmente utilizzando impacchi.

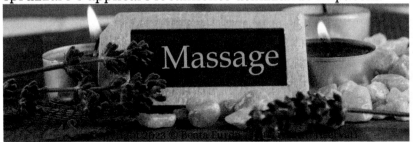

**Il miglior metodo di applicazione per un determinato olio essenziale o miscela dipende dall'olio essenziale stesso e dall'effetto desiderato.**

La maggior parte può essere inalata, molti oli essenziali possono essere applicati localmente e alcuni possono essere ingeriti.

**Per determinare il metodo di applicazione, considera sia la condizione che vorresti trattare sia l'effetto desiderato.**
Ad esempio, se devi curare una ferita, molto probabilmente applicherai gli oli essenziali localmente. Se vuoi migliorare il tuo umore, i metodi di applicazione più efficaci sono l'applicazione topica o l'inalazione.

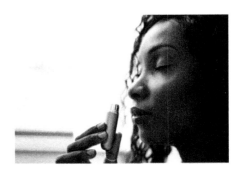

*Inalazione*

Esistono diverse tecniche per inalare gli oli essenziali. Possono essere posizionati su un panno e inalati, aggiunti a una ciotola di acqua calda e inalati come vapore, oppure inalati direttamente dalla bottiglia.
L'inalazione di oli essenziali apporta benefici sia psicologici che fisici.
Molti oli rilassanti, come la rosa, la camomilla o il sandalo, possono aiutare ad alleviare l'ansia, soprattutto

se vengono diffuse nell'ambiente. E il raggiungimento di un piacevole senso di equilibrio emotivo può avere un effetto terapeutico sul corpo fisico, apportando sollievo ai sintomi causati dallo stress eccessivo.

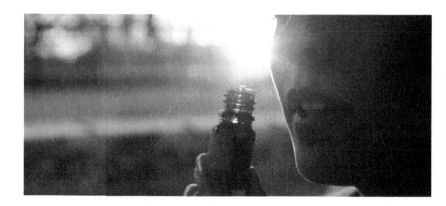

## Diffusione

Sono disponibili diversi modelli di diffusori di oli essenziali, ma la maggior parte funziona secondo lo stesso principio di base. Il diffusore viene riempito d'acqua, vengono aggiunte alcune gocce di olio essenziale e il diffusore viene attivato. La diffusione funziona distribuendo le molecole di olio essenziale nell'aria.

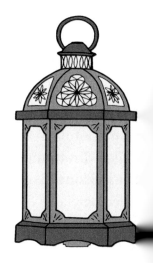

È importante diffondere in uno spazio ampio e ben ventilato e si consiglia di diffondere a brevi intervalli per ottenere il massimo beneficio.

# Miscele per diffusori

## TRANQUILITY
3 gocce Bergamot
3 gocce Copaiba

## REFRESH
2 gocce Lavender
2 gocce Lemon
2 gocce Rosemary

## HAPPY PLACE
2 gocce Lime
2 gocce Orange
2 gocce Peppermint

## SERENE SLEEP
2 gocce Bergamot
2 gocce Cedarwood
2 gocce Frankincense

## STRESS LESS
2 gocce Frankincense
3 gocce Bergamot
3 gocce Lavender

## REST AND RELAX
2 gocce Lavender
2 gocce Roman Chamomile
2 gocce Bergamot

## ENERGIZE
2 gocce Eucalyptus
2 gocce Grapefruit
2 gocce Rosemary

## SEASONAL CHANGES
2 gocce Lavender
2 gocce Peppermint
2 gocce Lemon

## Ingestione

> Quando sento i primi sintomi di raffreddore al solito assumo 2-3 volte al giorno 1 cucchiaino di miele con 1 goccia di OE di Limone e 1 goccia di OE di Copaiba

Esistono diversi oli essenziali sicuri da ingcrire.
Tenendo presente che gli oli essenziali eventualmente utilizzati per l'ingestione devono essere di grado terapeutico, aggiungere qualche goccia dell'olio essenziale selezionato all'acqua o alla tisana per ottenere una bevanda rinfrescante e depurativa che può essere utile anche nella cura di diversi disturbi.
Ad esempio, l'olio essenziale di limone è un popolare rimedio naturale contro il raffreddore ed è utile anche per disintossicare il corpo.

## Applicazione topica

Quando un olio essenziale viene applicato sulla pelle, alla fine si fa strada nel flusso sanguigno. Mentre viaggia attraverso il corpo, può alleviare il dolore, lenire l'indigestione e spingere le tossine dalle cellule del corpo.

Gli oli essenziali e gli oli vettore utilizzati per diluirli sono spesso benefici per la pelle e i capelli, il che li rende ideali da aggiungere alla routine di bellezza quotidiana.

Poiché gli oli essenziali sono potenti e altamente concentrati, è importante diluirli correttamente prima dell'applicazione.

L'olio di vinaccioli, l'olio di mandorle dolci e l'olio di nocciolo di albicocca sono alcuni degli oli vettore più popolari, tutti questi oli nutrono e idratano la pelle.

## Oli vettore comunemente utilizzati e disponibili

### Olio di aloe vera

È uno dei grandi oli curativi, che fornisce sollievo dal dolore e prurito e riduce l'infiammazione. La sostanza gelatinosa che viene dall'interno delle foglie è nota da tempo come trattamento per le ustioni di primo grado e scottature solari, quindi non sorprende che l'olio di aloe vera possa ridurre anche l'aspetto delle cicatrici. Si ritiene addirittura che migliori la circolazione sanguigna.

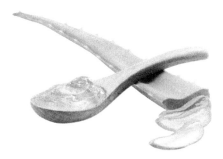

## Olio di nocciolo di albicocca

Uno dei preferiti dai terapisti per il massaggio del viso. È ricco di acido oleico e acido linoleico, due acidi grassi particolarmente apprezzati per le loro capacità di rivitalizzare la pelle. L'olio di nocciolo di albicocca si combina facilmente con gli oli essenziali e si diffonde dolcemente sulla pelle.

## Olio di avocado

Ricco di vitamine A, D ed E, nonché di lecitina e potassio, l'olio di avocado da solo è particolarmente efficace come rimedio contro l'eczema e la psoriasi, come trattamento per la pelle disidratata o danneggiata dal sole e come emolliente per la pelle resa secca dal processo di invecchiamento. L'olio di avocado si mescola bene anche con altri oli vettore.

## Olio di calendula

È un trattamento versatile per ferite difficili come piaghe da decubito e ulcere cutanee, per non parlare di lividi, vene varicose, ustioni, dermatite da pannolino, eczema e prurito cutaneo.

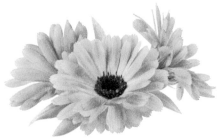

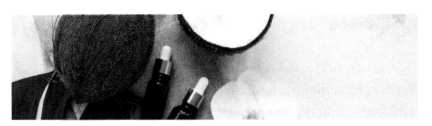

## Olio di enotera

Questo olio viene estratto dai semi della pianta dell'enotera. È considerato efficace contro l'eczema.

## Olio di semi d'uva

Quando mordi accidentalmente un seme d'uva, quel gusto astringente è esattamente ciò che conferisce all'olio di semi d'uva la sua capacità di migliorare il tono della pelle e rassodare per un aspetto più giovane, qualità che rendono questo olio una buona scelta per il massaggio del viso. L'olio di semi d'uva può anche aiutare a combattere l'acne ed è spesso usato in combinazione con olio di mandorle e altri oli da massaggio popolari.

## Olio di nocciola

Quest'olio, espresso dai noccioli della nocciola, ha un aroma che è solo uno dei suoi benefici Altri includono la sua capacità di essere facilmente assorbito dalla pelle, che lo rende una buona scelta per tonificare e rassodare, e le sue qualità astringenti, che lo rendono adatto alle persone con la pelle grassa. La sua consistenza fine deriva dal suo alto livello di grassi insaturi. L'olio di nocciola si mescola bene anche con altri tipi di oli.

## Olio di jojoba

Quando un olio non è un olio... In realtà si tratta di una cera liquida che proviene dal seme della pianta di jojoba. Jojoba divenne un importante prodotto industriale negli anni '70, dopo l'entrata in vigore del divieto statunitense sulla raccolta di olio di balena. Le aziende manifatturiere scoprirono presto che il jojoba era in realtà superiore all'olio di balena come additivo per i cosmetici e la sua popolarità aumentò.

La jojoba contiene acido miristico, che lo rende un agente efficace nel trattamento delle infiammazioni e della pelle secca. Come olio vettore, funge da idratante di prim'ordine e spesso funge anche da ricostituente per i capelli.

## Olio di macadamia

Questo olio contiene grandi quantità di acido palmitoleico, uno dei naturali oli presenti sulla pelle e funge da eccellente idratante. Le sue proprietà emollienti lo rendono particolarmente utile per ammorbidire la pelle invecchiata e alleviare la secchezza, e ha così tanti benefici per i capelli che viene utilizzato in numerosi balsami disponibili in commercio.

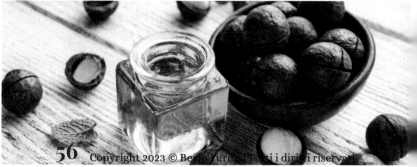

Nei cataloghi potresti anche vedere pubblicizzato come olio di noce di macadamia.

## Olio di semi di sesamo

Ha un forte odore di spuntino sano, ma se lo mescoli con olio di mandorle o olio di semi d'uva, puoi alleggerire la sua consistenza pesante e oleosa e ridurre leggermente il profumo. Le proprietà idratanti ed emollienti dell'olio di semi di sesamo lo rendono un trattamento desiderabile per la pelle invecchiata o secca, ed è stato trovato efficace come rimedio per l'eczema e altre condizioni pruriginose della pelle.

## Olio d'oliva

Conosci già bene questo olio come ingrediente da cucina della dieta mediterranea, ma ha anche forti proprietà medicinali.

Potresti trovare però la fragranza dell'olio d'oliva troppo vicina all'aroma del cibo per sentirti a tuo agio nell'usarlo come prodotto topico oppure per la sua consistenza molto oleosa.

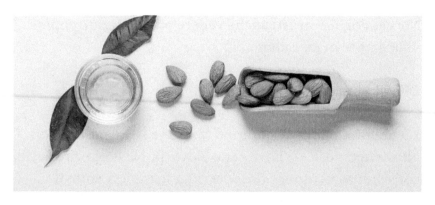

## Olio di mandorle dolci

Questo olio, ottenuto dal nocciolo della mandorla, è uno dei preferiti dai massaggiatori per il suo aroma gradevole, la sua consistenza morbida e il suo lento assorbimento attraverso la pelle. L'olio di mandorle dolci allevia il prurito e l'infiammazione, favorisce una carnagione giovane e contiene acidi oleici che aiutano a nutrire la pelle.

L'olio di mandorle dolci può essere utilizzato da solo, non è necessario combinarlo con nessun altro tipo di olio, sia esso un olio essenziale o un altro olio vettore.

## Olio di noci

Se sei allergica alle noci, assicurati di fare un test cutaneo prima di usare questo olio, poiché proviene dalla spremitura a freddo delle noci di noce. L'olio di noci può essere utile con la pelle secca ma viene usato raramente da solo. Esistono resoconti aneddotici sulla sua efficacia come agente riequilibrante del sistema nervoso quando utilizzato in aromaterapia.

## Olio di germe di grano

È ottenuto dal germe della pianta del grano ed è ricco di proteine e minerali.
Poiché il suo alto contenuto di vitamina E può prevenire l'irrancidimento e contribuire ad allungare la durata di conservazione di altri oli, l'olio di germe di grano è la scelta migliore da miscelare con altri oli.

La vitamina E contenuta nell'olio di germe di grano aiuta anche la formazione e la crescita di nuove cellule della pelle, migliora la circolazione e ripara le ustioni minori, come le scottature solari.

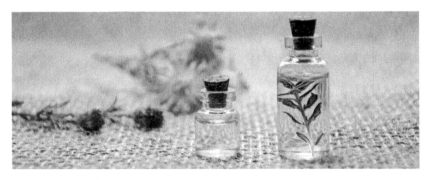

 **Come controllare la sensibilità cutanea:**

1 goccia di OE a diluire in 4 gocce di olio vettore (diluizione al 20%) da applicare alla cute interna dell'avambraccio per vedere le reazioni immediate e tardive che potrebbero presentarsi anche a 72 ore successive.

Lo sapevi che...?

Per ottenere 1 litro di OE sono necessari solo 6 kg di chiodi di garofano, ma ci vogliono 150 kg di sommità fiorite di lavanda e più di 4 tonnellate di petali di rosa di Damasco

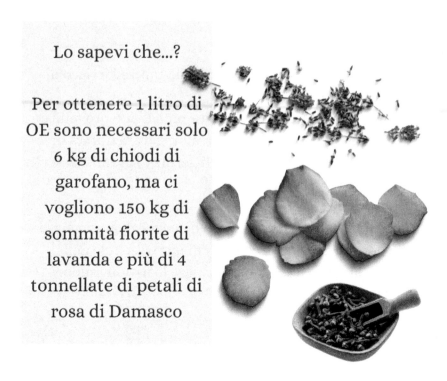

*"Un bagno profumato e un massaggio profumato ogni giorno sono la via per una buona salute"*

Ippocrate

Ora che abbiamo visto che l'olfatto è il modo più veloce per influenzare l'umore, e inalare i profumi di oli specifici può suscitare profonde risposte emotive per aiutarti a sollevare il morale, trovare conforto ed equilibrio o alleviare l'ansia, sulle prossime pagine vediamo come potrai utilizzarli per gestire l'ansia.

# Come utilizzare gli oli essenziali per gestire l'ansia

### PICCOLO DISCLAIMER

Esattamente come quando ci curiamo un raffreddore
con i rimedi naturali, possiamo allo stesso modo
gestire anche l'ansia.
Ma come potrebbe capitare di dover rincorrere l'aiuto
di un medico per un problema fisico allo stesso modo
quando l'ansia diventa ingestibile bisogna rivolgersi
ad una psicoterapeuta!

## 04 Perché gli oli essenziali sono un ottimo rimedio per alleviare l'ansia

Come abbiamo visto anche nel capitolo precedente, gli oli
essenziali e l'aromaterapia agiscono stimolando il senso
dell'olfatto. I nervi olfattivi generano quindi segnali al
cervello, che innescano il rilascio di sostanze chimiche,
come la serotonina e la dopamina.

La serotonina è una sostanza chimica nel cervello che modula il tuo umore e può aiutarti a sentirti calma e felice quando viene rilasciato.

La dopamina è un altro messaggero cerebrale coinvolto nel sistema di ricompensa psicologica che può aumentare i sentimenti positivi.

Gli oli essenziali possono migliorare il tuo umore aumentando il rilascio di serotonina e dopamina.

Alcune persone riferiscono che gli oli essenziali possono persino ispirare la creatività.
Le attività creative, come dipingere o scrivere, possono aiutare a rilassarsi, riducendo i sentimenti di ansia.

L'ansia può causare sintomi che vanno dal nervosismo alla paura e al panico. Potresti sentirti preoccupata per un problema lavorativo, sentire le farfalle nello stomaco prima di scoprire il risultato di un esame medico oppure sentirti nel panico mentre guidi verso casa e le auto sfrecciano e si intrecciano tra le corsie...

Nella vita tutti noi proviamo sentimenti di ansia, ma mentre per alcuni durano qualche attimo, in altri questa sensazione potrebbe non scomparire per settimane o per mesi, fino ad arrivare addirittura ad avere un disturbo d'ansia che interferisce con la vita quotidiana.

Le cause dell'ansia non sono ancora completamente compresi. Potrebbero essere eventi traumatici vissuti che in alcune persone particolarmente predisposte scatenano l'ansia.

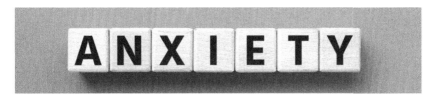

Sono in corso molte ricerche sulle cause dei disturbi d'ansia e gli esperti ritengono che vi sia una combinazione di fattori coinvolti, tra cui la dieta, i geni e lo stress.

Secondo il National Institute of Mental Health, i ricercatori concordano sul fatto che potrebbe essere una combinazione di fattori ambientali e genetici a svolgere un ruolo.

Anche la chimica del cervello viene studiata come possibile causa e potrebbero essere coinvolte le aree del cervello che controllano la risposta alla paura.

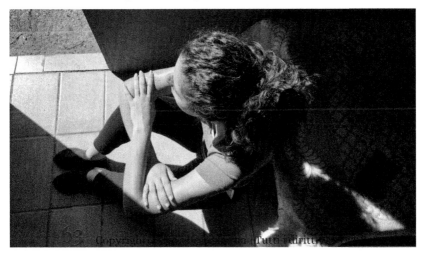

Prima di spiegarti come utilizzare l'aromaterapia e gli oli essenziali, vorrei soffermarmi un attimo su **alcuni variabili che hanno un impatto sull'ansia:**

## *Cibo e dieta*

È molto importante badare a cosa mangiamo, con cosa ci nutriamo.
Quello che ha un'influenza negativa sull'ansia sono i cibi processati, quelli ad alto contenuto di zucchero/carboidrati, caffeina, tè, alcool.
Mentre pro e prebiotici ci vengono in aiuto per il normale funzionamento dell'intestino.

Questo è importante perché la nostra flora batterica partecipa nella produzione di serotonina e GABA.

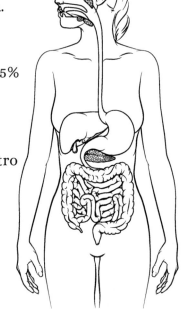

La serotonina ( l'ormone della felicità) viene sintetizzata per il 95% nelle cellule della parete gastrointestinale.

I GABA vengono prodotti dal nostro organismo a partire dall'acido glutammico.

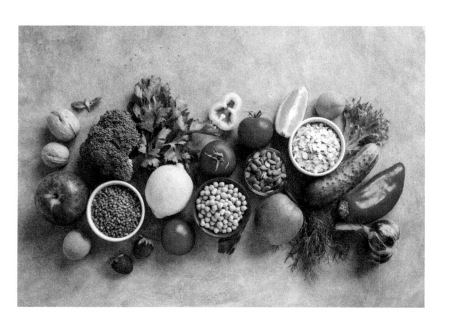

L'acido gamma amminobutirrico non è presente
negli alimenti. Il suo precursore però, è presente
nel glutine dei cereali, nelle caseine del latte,
nelle proteine delle alghe e dei legumi.
Integratori che aiutano ad aumentare il suo
livello sono il tè verde, magnesio e taurina.

GABA è un neurotrasmettitore inibitorio che può
causare un effetto sedativo, aiuta a regolare le
cellule nervose e calma l'ansia. I farmaci anti-
ansia, come Xanax e Valium, lavorano per
aumentare la quantità di GABA nel cervello.

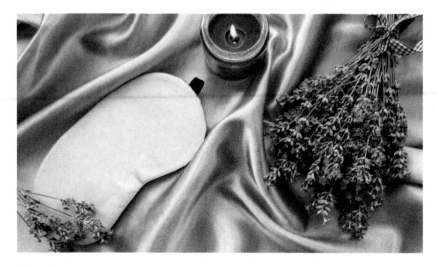

### Sonno

La mancanza di sonno può aumentare la sensazione di irrequietezza e ansia.

I ricercatori dell'Università di Berkeley hanno scoperto che la mancanza di sonno può amplificare l'ansia anticipatoria stimolando le regioni del cervello associate all'elaborazione emotiva.

Ripristinando il corretto ritmo del sonno, le persone con ansia possono ridurre i sentimenti di paura, preoccupazione e tensione.

### Stress e Ormoni

Anche gli ormoni nel tuo corpo possono contribuire ad aumentare la tua sensazione di ansia in quanto svolgono un ruolo nella regolazione dell'umore. Per questo motivo, alcuni cambiamenti ormonali possono contribuire alla tua ansia.

L'ormone principale correlato all'ansia è il cortisolo.
Potresti aver già sentito menzionare il cortisolo,
riferendosi ad esso come l'ormone dello "stress". Questo
perché i livelli di cortisolo sono elevati durante periodi
prolungati di stress.

Una linea sottile divide lo stress e l'ansia e lo stress
prolungato può trasformarsi in ansia.
Quando lo stress persiste nel tempo, i livelli di cortisolo
rimangono elevati e sperimenterai effetti a lungo termine
che contribuiscono all'ansia persistente.

Anche ormoni come gli estrogeni e il testosterone quando
diventano squilibrati, possono contribuire a questa
condizione.

Gli estrogeni sono un gruppo di ormoni sessuali femminili
e questi ormoni fluttuano naturalmente durante il ciclo
mestruale. Quando le fluttuazioni sono anormali, è più
probabile che gli estrogeni influenzino l'umore e
contribuiscano all'ansia.

Il testosterone è invece un ormone sessuale maschile.
Come gli estrogeni, anche i livelli di testosterone possono
diventare squilibrati e influenzare l'umore.
Sia i livelli insolitamente alti che quelli bassi di
testosterone possono avere un impatto.

Tuttavia, è più probabile che gli uomini anziani siano più
suscettibili allo sviluppo di ansia poiché i livelli di
testosterone diminuiscono lentamente con l'età.

## Qual è il trattamento convenzionale per l'ansia?

In genere, l'ansia viene trattata con una combinazione di farmaci psicotropi e terapia cognitivo comportamentale. Ma sono numerosi gli effetti collaterali comuni di questi farmaci e includono vertigini, nausea, perdita di appetito, problemi sessuali, costipazione o diarrea, perdita di peso, sudorazione, disturbi del sonno, difficoltà di coordinazione, insonnia, mal di testa, secchezza delle fauci, agitazione, difficoltà di coordinazione, confusione e un aumento del rischio di cadute nei pazienti anziani.

Mentre i rimedi naturali per l'ansia offrono terapie alternative che non causano effetti collaterali negativi e si sono dimostrate efficaci.

Uno studio pilota, svolta per studiare gli effetti dell'aromaterapia sui punteggi del dolore e dell'ansia dei pazienti, ha dimostrato che l'aromaterapia è sicura ed efficace nel ridurre il dolore e l'ansia e dovrebbe essere considerata un valido complemento alla gestione dei sintomi.

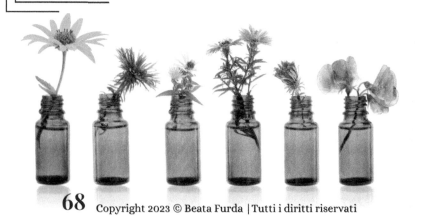

68

Quando Ti trovi in uno stato ansioso risulta moooolto difficile fare qualsiasi cosa.
Ecco perché il rimedio deve essere estremamente semplice come per esempio prendere una bottiglia ambrata di un olio essenziale ed annusarla!

Una delle ragioni per cui gli oli essenziali funzionano per gestire stati d'ansia è perché annusare coinvolge i nostri sensi riportandoci nel nostro corpo, quindi nel presente (come vedremo poi anche nella prima tecnica rapida anti-stress chiamato "La tecnica di radicamento dei 5 sensi", oppure come per esempio prendere in mano un cubetto di ghiaccio).

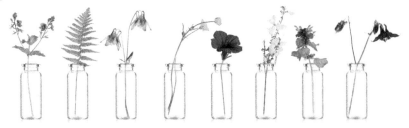

### *Come può aiutare l'aromaterapia?*

- Oli essenziali specifici possono influenzare l'umore ed invocare un effetto rilassante dei muscoli.
- Possono trasformare emozioni negative e ridurre lo stress.
- Studi dimostrano come l'aromaterapia ha effetto sulle onde cerebrali e può alterare il comportamento.

MA... ⚠️ Non usare l'aromaterapia solo per spegnere il fuoco!

**Essere reattive** con l'aromaterapia quando si è ansiose **può aiutare, ma essere proattive** attraverso il *condizionamento* preventivo *degli odori* **è molto più efficace!**

Abbiamo visto nel capitolo precedente che, tra tutti i nostri sensi, l'olfatto è l'unico ad avere il contatto diretto con il nostro cervello emotivo.

Questo perché tutti gli altri input vengono prima processati dal talamo, quindi sono consci, mentre l'impatto degli odori è inconscio ed immediato.

Sii proattiva!

Essendo proattiva, cioè quando crei una routine per usare l'aromaterapia, sentirai un senso di controllo.

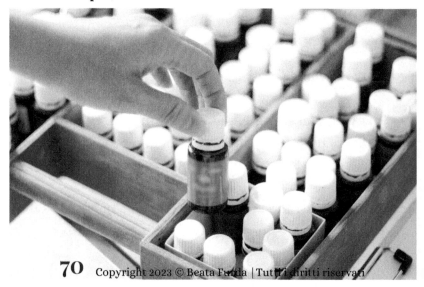

Questo può ridurre drasticamente le reazioni negative che tutti abbiamo nei confronti di stress e ridurre il sentimento d'ansia.

Gli studi hanno dimostrato che gli odori possono trasformare le emozioni attraverso l'associazione e quindi agire come catalizzatori per l'umore e influenzare il modo in cui ci sentiamo in seguito.

Inizia quindi ad abbinare gli oli essenziali calmanti ad altre attività anti-stress come fare un bagno, leggere un libro, meditare, praticare yoga, fare stretching, respirazione profonda etc.

Questo è quello che viene chiamato **"condizionamento degli odori".**

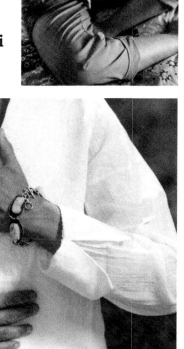

# 05

## Quale olio essenziale sarebbe la scelta migliore per Te

La ricerca mostra che la maggior parte delle nostre preferenze e avversioni verso i profumi si basano sulle associazioni emotive.

Per questo motivo è importante conoscere le associazioni olfattive della propria memoria, siano esse positive o negative, come anche le percezioni e le aspettative.

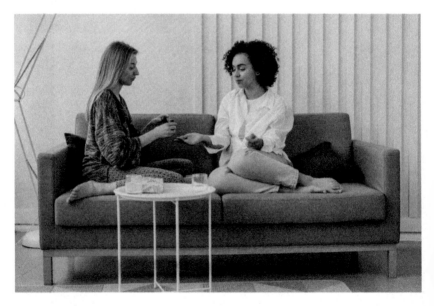

## Prova questo esercizio!

La prossima volta che senti un odore cerca di capire o ricordare quando potevi averlo sentito la prima volta e rifletti su quello che era successo.
Chiediti come ti senti!
Scannerizza il tuo corpo e nota i cambiamenti che provoca e se quel cambiamento ti spinge a compiere un'azione in particolare.

Potresti aver trovato un profumo con la quale hai un'associazione di emozioni positive che ti ricordano momenti quando ti sei sentita al sicuro.

Spesso gli odori sono in grado di riportare alla memoria episodi che ci hanno particolarmente coinvolto a livello emotivo, facendo riaffiorare emozioni vissute in un determinato momento della nostra vita.

Si tratta della memoria olfattiva, o sindrome di Proust, la cui esperienza sensoriale fu descritta per la prima volta dallo scrittore Marcel Proust.

Ogni umano è progettato per cercare il piacere ed evitare il dolore.

Ecco perché quando siamo in uno stato di rilassamento non lo vogliamo abbandonarlo e in quello stato d'animo siamo anche meno suscettibili agli eventi avversi.

Quindi quando devi affrontare una discussione o un colloquio che ti crea ansia, annusa un olio essenziale che precedentemente hai associato a qualcosa di piacevole.

## Come creare delle routine per ricordarsi di utilizzare gli oli essenziali?

Associa l'utilizzo dell'aromaterapia alle tue routine già consolidate **usando la tecnica:** *"ogni volta che..."*

Per esempio:

ogni volta che...

- ti siedi al PC annusa un olio essenziale
- esci dalla porta di casa utilizza il tuo roll-on
- ti siedi per mangiare bevi un bicchiere d'acqua aromatizzata con oli essenziali

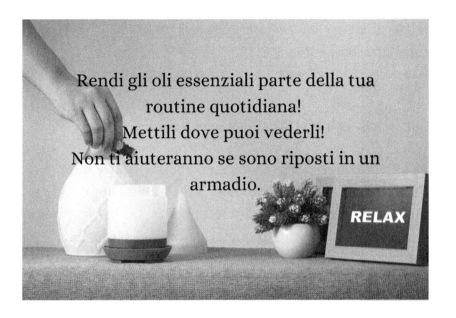

Rendi gli oli essenziali parte della tua routine quotidiana!
Mettili dove puoi vederli!
Non ti aiuteranno se sono riposti in un armadio.

RELAX

## Quali sono gli oli essenziali più utilizzati per l'ansia?

### Bergamotto (Citrus bergamia)

Originario del sud-est asiatico, l'olio di bergamotto ha un fresco profumo agrumato ed è uno degli oli essenziali più popolari. La pianta originaria ora cresce in Europa, Costa d'Avorio, Marocco, Tunisia e Algeria.

L'olio può essere ottenuto sia mediante spremitura a freddo della buccia, sia mediante distillazione a vapore del frutto intero maturo.
È calmante e spesso usato per trattare la depressione fornendo energia; tuttavia, può anche aiutare con l'insonnia, indurre il rilassamento e ridurre l'agitazione.

Il bergamotto è generalmente sicuro, ma è fotosensibilizzante.
È meglio evitare l'uso entro 12 ore dall'esposizione al sole.

## Camomilla romana (Chamaemelum nobile)

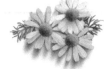

La camomilla romana, conosciuta anche come camomilla inglese, con una fragranza dolce, allo stesso tempo fresca, morbida ed erbacea, con sfumature di mela che ricordano una giornata di sole in un meleto, è un olio essenziale preferito per molti usi.

L'olio viene prodotto attraverso la distillazione a vapore dei fiori.
Ha una consistenza sottile ed è di colore che varia da grigiastro a blu pallido.
Se utilizzata in una miscela, è una nota di cuore.

Un olio essenziale efficace contro l'impazienza, favorisce l'armonia interiore, diminuisce l'irritabilità, il pensiero eccessivo, l'ansia e la preoccupazione, ma la camomilla romana offre anche sollievo dalla sindrome premestruale e da altri problemi mestruali e della menopausa.

L'olio essenziale di camomilla romana può essere utilizzato puro. È adatto per inalazione diretta, diffusione, applicazione topica e anche per essere ingerito.

Sebbene la camomilla romana possa essere utilizzata come tisana, soprattutto per scopi medicinali, è la camomilla tedesca quella che si trova più spesso nelle bevande.

La camomilla romana e quella tedesca sono due specie diverse, anche se sono strettamente imparentate e possiedono entrambe proprietà calmanti.

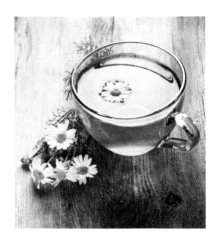

Poiché può stimolare il flusso mestruale, le donne incinte dovrebbero evitare l'olio di camomilla romana.

È sicuro per la maggior parte degli animali e può aiutare a calmare gli animali nervosi.

L'olio essenziale di camomilla romana è famoso per il suo utilizzo come antinfiammatorio.

Può anche essere utilizzato per promuovere un senso di calma ed è uno dei pochi oli essenziali adatti per neonati e bambini irritabili.

Se utilizzato per la meditazione, l'olio essenziale di camomilla romana promuove i sentimenti di benessere e aiuta a eliminare confusione, paura e dubbio.

### Rosa (Rosa damascena)

L'olio essenziale di rosa è di colore giallo chiaro e ha una consistenza sottile. È molto meno costoso dell'assoluta di rosa rossa scura e densa e offre gli stessi vantaggi.

È ottimo per alleviare lo stress e la tensione nervosa.

Se utilizzata nelle miscele di aromaterapia, è considerata una nota di cuore.

È molto calmante e forse il secondo più popolare dopo la Lavanda per alleviare l'ansia e la depressione, aiutando con attacchi di panico, lutto e shock.

Lenisce piccole ustioni, tagli e abrasioni, allevia la pelle secca e screpolata, riduce la comparsa delle rughe, allevia il mal di testa, comprese le emicranie.

Se utilizzato in aromaterapia o per la meditazione, l'olio essenziale di rosa può aiutare a migliorare la memoria e la concentrazione.

L'olio essenziale di rosa può essere utilizzato puro. È adatto per l'inalazione diretta, diffusione, applicazione topica e ingestione.

### Incenso (Boswellia carteri o boswellia sacra)

Conosciuto anche grazie alla storia dei tre saggi del Nuovo Testamento, l'incenso mescola note di resina di legno e muschio con una freschezza simile al mentolo. L'incenso proviene dal Medio Oriente.

L'olio essenziale di incenso ha un irresistibile profumo legnoso e balsamico, un colore giallo chiaro e una consistenza sottile. Se utilizzata nelle miscele è considerata una nota di base.

L'incenso è un classico esempio di olio essenziale utilizzato da secoli per aggiungere fragranza a spazi sacri come chiese, santuari e stanze di meditazione domestica.

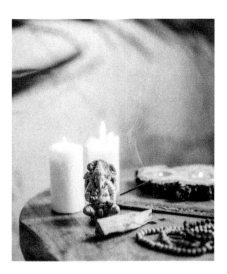

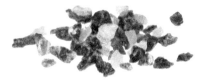

Diffondere l'incenso e poi fare respiri lunghi e lenti può aiutarti a concentrarti mentre intraprendi qualsiasi viaggio spirituale.

È ottimo per trattare la depressione e l'ansia perché fornisce un effetto edificante e centrante che promuove un profondo senso di calma interiore.
Perfetta per la meditazione e per calmare la mente, il che può alleviare problemi come lo stress cronico.

L'olio essenziale di incenso può essere inalato direttamente, diffuso o miscelato con un rapporto di 50:50 con un olio vettore prima di essere applicato localmente.
È adatto anche per l'uso come integratore alimentare.

In uno studio, mescolandolo con olio di Bergamotto e Lavanda in un rapporto 1:1 in un massaggio aromatico alle mani, è stato dimostrato di avere un effetto positivo sul dolore e sulla depressione nei pazienti hospice con cancro terminale.

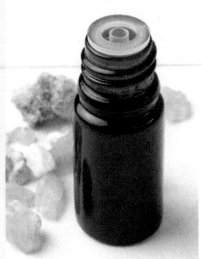

## Lavanda (Lavandula angustifolia)

L'olio essenziale di lavanda è noto per le sue proprietà sedative, ansiolitiche e antidepressive grazie alla presenza di linalolo e linalil acetato.

Ha un effetto calmante e rilassante, aiuta con la pace interiore, il sonno, l'irrequietezza, l'irritabilità, gli attacchi di panico, la tensione nervosa e lo stomaco nervoso. Per ridurre l'ansia, è considerato uno dei migliori oli essenziali.

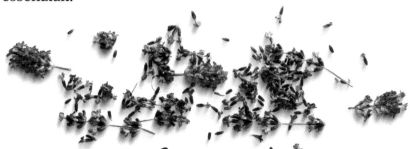

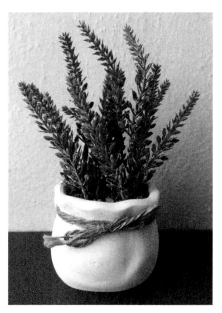

Il prodotto farmaceutico "Silexan®" ("Laila" in Italia) non è altro che una capsula di Olio di Lavanda.

Gli studi clinici hanno evidenziato che l'uso orale dell'olio essenziale di lavanda, Silexan® appunto, è efficace nel migliorare la qualità del sonno e i sintomi di ansia e depressione, sebbene dopo trattamento prolungato (almeno 4 settimane).

Tali benefici sono paragonabili a quelli delle benzodiazepine e degli antidepressivi SSRI, ma senza i noti effetti indesiderati di questi farmaci.

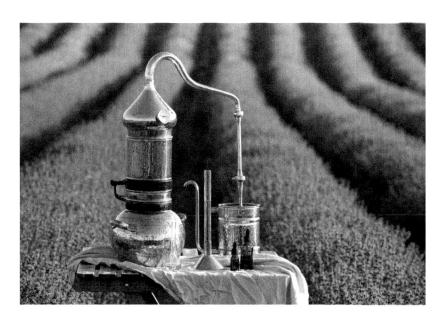

"Il Manuale degli oli essenziali: scienza, tecnologia e applicazioni, seconda edizione" afferma che sono stati condotti numerosi studi clinici sull'inalazione di olio essenziale di lavanda che indicano una riduzione dello stress e dell'ansia.

## Vetiver (Vetiveria zizanioides)

L'olio essenziale di vetiver è di colore marrone dorato scuro e ha una consistenza densa. Ha un aroma speziato e legnoso e viene utilizzato come nota di base nelle miscele di aromaterapia.

Questo olio, con il suo delizioso profumo di muffa, proviene da un erba tropicale originaria dell'India, Tahiti, Giava e Haiti. L'olio viene prodotto dalle radici della pianta attraverso la distillazione.

Ha un'energia tranquilla, radicante e rassicurante, spesso utilizzata nei traumi per aiutare con l'autoconsapevolezza, la calma e la stabilizzazione emotiva.

Tonico del sistema nervoso, diminuisce nervosismo e ipersensibilità ed è utile anche negli attacchi di panico e nello shock.

L'olio essenziale di Vetiver può essere applicato puro. Tuttavia, è denso e può essere più facile da usare se diluito con rapporto di 50:50 in un olio vettore.

È adatto per inalazione diretta, diffusione, applicazione topica e ingestione.

Se utilizzato in aromaterapia o per la meditazione, l'olio essenziale di Vetiver può combattere la distrazione, riduce i sintomi del disturbo da deficit di attenzione e iperattività (ADHD), può alleviare la depressione e fornire un benessere generale e senso di calma.

## Ylang ylang (Cananga odorata)

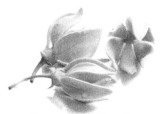

Uno degli oli dolci più esotici, l'ylang-ylang ha effetti calmanti ed edificanti.

Può calmare l'agitazione ed è un sedativo moderatamente forte, che può aiutare con l'insonnia, induce allegria, coraggio, ottimismo e calma la paura.
L'olio essenziale di Ylang-ylang è un floreale dall'odore dolce e in Indonesia è chiamato "gelsomino dei poveri". Sebbene fragrante, il suo aroma non è opprimente.
È leggermente fruttato e delicato, con un profumo fresco che piace intensamente ai più.

Di consistenza media, questo olio essenziale è tipicamente distillato a vapore ed è una nota di cuore o di fondo.

L'olio essenziale di ylang-ylang può essere usato puro. È adatto per inalazione diretta, diffusione, applicazione topica e ingestione.

Tratta l'ansia, la depressione e l'insonnia, rilascia la tensione nella mente e nei muscoli, lenisce la pelle irritata e previene la comparsa di rughe, stimola la crescita di nuove cellule, allevia l'acne, i disturbi intestinali, riduce l'ipertensione, promuove la pelle liscia e i capelli folti.

L'olio essenziale di ylang-ylang ha un effetto calmante sugli animali, compresi i cani, gatti e cavalli.

È anche una fantastica soluzione se aggiunta alle miscele per la cura del corpo per il bagno ed è meraviglioso se miscelato con l'olio da massaggio.

Se utilizzato in aromaterapia emozionale, aiuta a liberare le emozioni negative, tra cui bassa autostima, possessività e rabbia, promuovendo al contempo la fiducia, la consapevolezza spirituale e l'accettazione di sé.

L'ylang-ylang è noto per la sua capacità di aumentare la libido, quindi non sorprende che gli sposi indonesiani entrino nelle loro suite nuziali per trovare i loro letti ricoperti di fiori di ylang-ylang.

Se utilizzato per la meditazione, aiuta ad aumentare la consapevolezza e a portare il corpo, la mente e lo spirito in un maggiore allineamento tra loro.

È anche un olio eccellente da utilizzare se stai lavorando per coltivare la gratitudine nella tua vita.

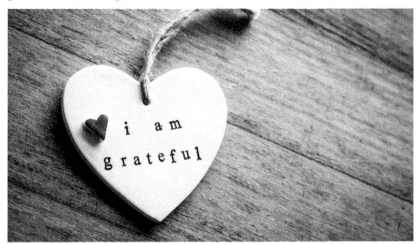

*Un consiglio extra...*

### Alterna gli oli essenziali

Dopo un po', il nostro naso può assuefarsi a un odore o aroma particolare.
Quando ciò accade, potresti non riuscire più a sentire l'odore dell'olio essenziale che stai utilizzando.
Cambiare gli oli essenziali può risolvere questo problema.
Poiché anche gli oli essenziali hanno effetti diversi, potresti preferire un tipo durante il giorno e un altro durante la notte.

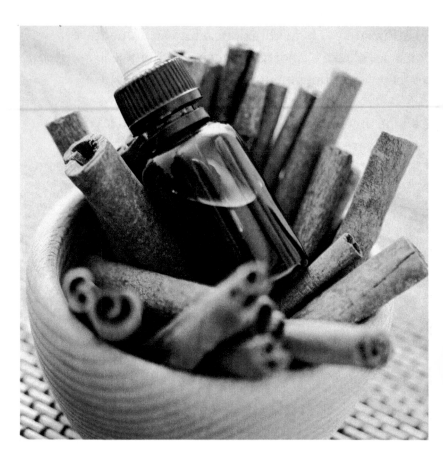

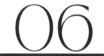 Come usare gli oli essenziali per l'aromaterapia emozionale

Gli oli essenziali **possono essere utilizzati in tre modi** diversi per la sfera emozionale: **diffusione, per via topica o inalazione diretta.**

## Diffusione:

può essere effettuata utilizzando spray, nebulizzatori, vaporizzatori e diffusori ad ultrasuoni per disperdere le molecole di oli essenziali nell'atmosfera.

## Applicazione topica:

questo metodo di utilizzo prevede l'applicazione diretta degli oli essenziali sulla pelle o sui capelli, dopo che sono stati notevolmente diluiti utilizzando oli vettore, lozioni, oli da bagno o qualsiasi altro olio vegetale adatto al particolare olio essenziale utilizzato. La miscela diluita potrà poi essere applicata massaggiando sulla pelle/capelli oppure utilizzando un roll-on.

Quando gli oli essenziali vengono applicati localmente, l'olio entra nel flusso sanguigno entro 2-3 minuti e entro 20 minuti l'olio essenziale avrà effetto su tutto il corpo.

Se desideri utilizzare una miscela per roll-on per il supporto emotivo, è meglio applicarla sui polsi, sulle tempie, dietro le orecchie, sulla pianta dei piedi e/o sui chakra.

## Inalazione diretta:

Si può inalare direttamente dalla bottiglia, oppure aggiungere 1 o 2 gocce di olio essenziale sul palmo della mano ed inalarlo da lì.

## Miscela per diffusore

Da 8 a 15 gocce di olio essenziale (buone scelte: bergamotto, camomilla, rosa damascena...etc.)

1. Aggiungi l'olio essenziale all'acqua nel diffusore.
2. Accendi il diffusore e lascia funzionare per almeno 15 minuti.

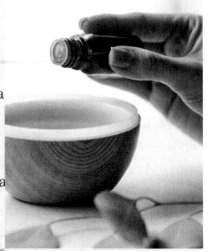

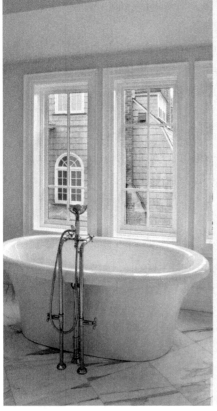

## Miscela da bagno

1/2 tazza di latte
4 gocce di olio essenziale di sandalo
1 goccia di olio essenziale di ylang ylang

1. Versare il latte in una ciotola di vetro o ceramica.
2. Aggiungi gli oli essenziali di sandalo e ylang-ylang al latte e mescola per amalgamare.
3. Aggiungi questa miscela a un bagno caldo.

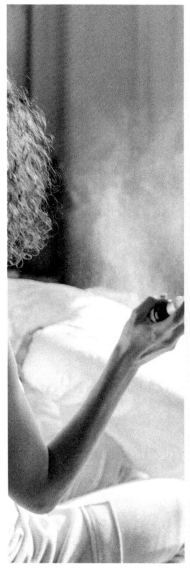

## Miscela spray

30 ml di acqua distillata
3 gocce di olio essenziale di lavanda
1 goccia di olio essenziale di salvia sclarea
1 goccia di olio essenziale di geranio
1 goccia di olio essenziale di menta piperita

1. Versare l'acqua distillata in un piccolo flacone spray di vetro.
2. Aggiungi gli oli essenziali di lavanda, salvia sclarea, geranio e menta piperita all'acqua e agita bene per amalgamare.
3. Spruzza questa miscela a casa o usala in un'area del tuo posto di lavoro dove i tuoi colleghi non saranno esposti al profumo a loro insaputa o senza il loro permesso.

Se solo annusare gli oli essenziali per ridurre sensibilmente l'ansia funziona perfettamente, **utilizzarli durante** una sequenza ben definita in **una sessione individuale può risultare ancora più efficace...**

Ecco la mia esperienza diretta:

Una mia cliente di Aroma Freedom Technique, durante una nostra seduta online, mi ha raccontato di sentirsi sempre in ansia per qualsiasi cosa succeda nella sua vita.

Poteva suscitare in lei ansia uno squillo del telefono (...e prima di rispondere già immaginava il peggio), una conversazione che deve affrontare con qualcuno, l'attesa per un evento o appuntamento, oppure anche intraprendere un azione.

Le ho chiesto quale era il suo obiettivo/ desiderio riguardo a questa situazione di disagio.
Ha detto che voleva sentirsi tranquilla durante la sua giornata.

Abbiamo formulato il suo obiettivo di identità in questo modo:

"Sono tranquilla e felice in ogni situazione"

Nella valutazione della veridicità di questa frase in questo momento, su una scala da 0 a 10, lo ha valutato 5.

Abbiamo fatto 6 cicli della sequenza definita da dott. Perkus (ideatore della tecnica), affrontando diversi pensieri ed emozioni insorti durante la sessione, per arrivare alla valutazione sulla stessa scala ad un valore di 9.

Quando non c'erano più pensieri ed emozioni negativi da affrontare, abbiamo formulato una frase di affermazione positiva:

> "Sono in grado di rimanere tranquilla in ogni situazione."

e lo abbiamo rafforzato con una "postura potenziante" inspirando l'aroma di un olio essenziale specifico (Believe di Young Living).

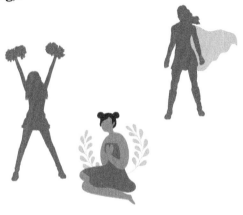

Abbiamo anche definito i prossimi passi ed azioni da compiere tra cui l'utilizzo di una tecnica veloce di Aroma Freedom, chiamata "Aroma Reset", ed un altra tecnica rapida anti-stress ad alternanza quando si sarebbe sentita sopraffatta dalle emozioni negative.

Qualche mese dopo la nostra sessione ho ricevuto la sua chiamata per esprimere la sua profonda gratitudine.

Mi ha raccontato, anche se faceva ancora fatica a crederci nell'accaduto, che è stata in grado di gestire e seguire da lontano (due paesi differenti) il ricovero in urgenza di sua madre e i successivi ricoveri ed esami.

Mentre prima questo non sarebbe stato possibile in quanto sarebbe stata presa dal panico.

A conferma di questo lei ha ricevuto i complimenti anche dal medico ospedaliero di sua madre, che si era meravigliato della tranquillità e lucidità dimostrata durante le loro conversazioni telefoniche.

(Parlerò di Aroma Freedom Technique nell'ultimo capitolo alla pagina 112)

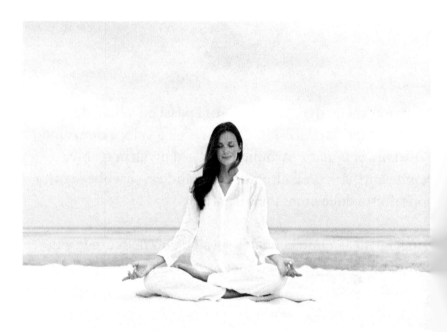

# *3 tecniche anti-stress rapide*

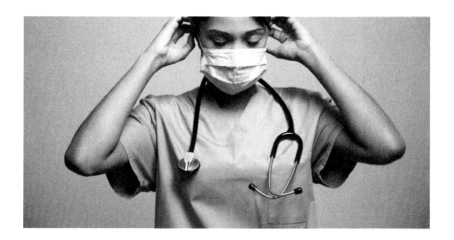

Le seguenti tecniche, che utilizziamo anche in corsia nella sanità, sono applicabili praticamente ad ogni situazione e possono aiutare a raggiungere uno stato di maggiore tranquillità e benessere emotivo molto rapidamente.

## 07

### La tecnica di radicamento dei 5 sensi

Ti presento la tecnica di radicamento che spesso viene chiamata anche il "Metodo 54321" ed è uno strumento che aiuta ad alleviare i sintomi dell'ansia e gli attacchi di panico.

**Usare i tuoi sensi è un ottimo modo per riconnetterti con il tuo corpo quando ti senti sopraffatta, hai difficoltà a concentrarti o ti senti ansiosa.**

Questo perché anche se la tua mente vaga con o senza il tuo controllo, il tuo corpo può essere presente in un solo posto. Questo è il motivo per cui puoi fare affidamento sui tuoi 5 sensi per poterti ancorare nel presente quando ti senti ansiosa o sopraffatta.
Praticando tecniche di radicamento puoi uscire dalla trappola dei tuoi pensieri ricorrenti.

### *Come utilizzare il metodo?*

L'esercizio si basa sull'osservazione non giudicante attraverso i 5 sensi.
Prima di iniziare, pratica un po' di respirazione profonda e osserva come i tuoi battiti iniziano a rallentare.
Non affrettare questo esercizio, perché ha lo scopo di aiutarti a radicarti e ridurre l'ansia.

Per mettere in pratica la tecnica procedi in questo modo:

### *1. Concentrati su 5 cose che puoi vedere*

Notare e nominare le cose che puoi vedere ti aiuta davvero a concentrarti su dove ti trovi nel momento. Certo, molto probabilmente potresti nominare più di 5 cose che puoi vedere, tuttavia, concentrati su queste cinque.

**94**

Nota le dimensioni, la forma e il colore delle cose che vedi. Mentalmente, prendi nota di ognuno e di come si relaziona al resto dell'ambiente.

### 2. *Concentrati su 4 cose che puoi toccare*

Il tocco è un altro ottimo modo per radicarti. Concentrati su cose che ti danno conforto, come la parte superiore delle tue gambe, il tuo anello, la tua bottiglia d'acqua o la tua penna. Nota cosa provi quando tocchi le quattro cose. Nota la consistenza: è morbida? Ruvida? Flessibile o rigida? Pesante o leggera?

### 3. *Concentrati su 3 cose che puoi udire*

Concentrandoti su tre cose che puoi sentire, potresti accorgerti di notare prima i suoni più forti, come qualcuno che parla, il clacson di un'auto o la musica che suona. Sfida invece te stessa ad ascoltare i suoni più bassi che

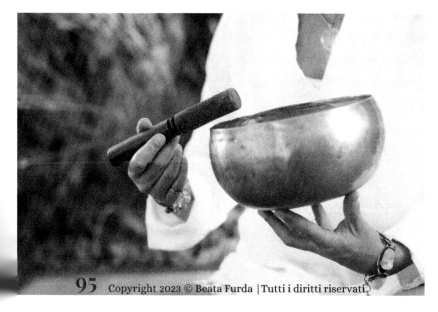

tendono a passare inosservati in sottofondo. Questo ti aiuterà a diventare più consapevole e a isolare quei suoni dal resto dell'ambiente.

Alcuni suoni che potresti notare sono le foglie mosse dal vento, il suono di qualcuno che si gratta la testa o il sibilo di un condizionatore d'aria o di un frigorifero.

Nota quali suoni ti danno un senso di conforto e calma.

Nota quali suoni potrebbero essere troppo alti e considera di abbassarli se è sotto il tuo controllo, come il volume della TV.

### 4. Concentrati su 2 cose che puoi annusare

Trovare due cose che puoi annusare può essere difficile, ma come abbiamo visto nei capitoli precedenti, l'olfatto è un ottimo strumento per suscitare emozioni, memoria e persino fame.

Quando l'odore è calmante e piacevole, può alleviare l'ansia e migliorare il tuo umore. Altri odori possono aiutarti a sentirti rilassata, favorendo un sonno più profondo.

Certo, ci saranno anche odori sgradevoli o quelli che suscitano sentimenti di dolore oppure brutti ricordi. Mentre pratichi la tecnica di radicamento dei 5 sensi, per identificare due cose da annusare, potresti anche spalmare la tua crema mani preferita o usare un disinfettante per le mani.

Oppure scegliere di spruzzare il tuo profumo o usare un olio essenziale.
Puoi anche scegliere di annusare altre cose come i tuoi capelli, la tua maglietta o un libro nelle vicinanze.

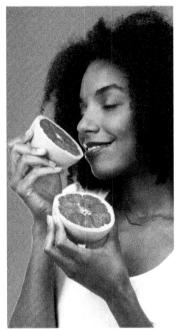

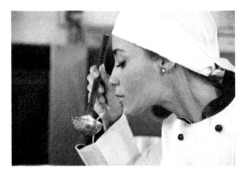

## 5. Concentrati su 1 cosa che puoi assaggiare

Infine, concentrati su qualcosa che puoi assaggiare. Prendi in considerazione l'idea di mettere una gomma da masticare o una mentina in bocca o di bere un sorso della tua bevanda preferita.
Simile all'olfatto, il gusto può aiutarti a riportare alla mente ricordi (piacevoli o spiacevoli).

Se non hai nulla nelle vicinanze di qualcosa da assaporare, puoi comunque concentrarti su ciò di cui sa l'interno della tua bocca.

# 08     The STOP Technique

Ovvero un'arma contro lo stress e le emozioni negative.

La STOP Technique è una potente pratica olistica che puoi utilizzare per gestire lo stress in modo rapido e immediato. Ti assicuro che non richiede più di 1-2 minuti del tuo tempo.
È uno strumento prezioso per impedire che le emozioni negative prendano il sopravvento e ti travolgano, consentendoti in questo modo a riacquistare la tua calma e la tua concentrazione.

Questa tecnica è particolarmente utile in situazioni di forte impatto emotivo, momenti confusi, pensieri negativi e stress improvviso.

## Quando puoi usare la tecnica STOP?

La bellezza della STOP Technique è che puoi utilizzarla in qualsiasi momento, sia prima, durante, che dopo un evento stressante.
È una pratica che puoi svolgere da sola come parte del tuo benessere quotidiano.

Inoltre, può aiutarti persino in momenti di euforia quando, nonostante la gioia, devi tornare rapidamente a compiere altre azioni o impegni.

## Cosa Significa l'Acronimo STOP?

L'acronimo STOP rappresenta i passaggi chiave di questa
tecnica:

**S = Stop:** Interrompi ciò che stai facendo, premi il pulsante
di pausa sui tuoi pensieri e azioni.

**T = Take (Prendi):** Fai alcuni respiri profondi per centrarti e
ritrovarti completamente nel momento presente.

**O = Observe (Osserva):** Osserva cosa sta accadendo nel tuo
corpo, nelle tue emozioni e nella tua mente. Presta
attenzione alle sensazioni fisiche, alle emozioni e ai
pensieri che stai sperimentando.

**P = Proceed (Procedi):** Dopo aver osservato attentamente,
scegli consapevolmente come procedere. Puoi continuare
con ciò che stavi facendo oppure apportare modifiche in
base a ciò che hai imparato dall'osservazione.

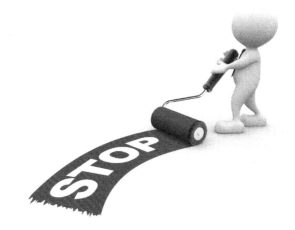

**99**

## Come eseguire la tecnica

Nel momento in cui diventi consapevole della situazione stressante, visualizza nella tua mente un segnale di STOP (come il cartello stradale).
Ferma i tuoi pensieri ed azioni che stavi per intraprendere e fai alcuni respiri profondi.

Durante questi respiri profondi puoi anche portare la tua attenzione nello spazio del cuore.
Qui nello spazio del cuore, che è sacro ed inviolabile, puoi richiamare un ricordo piacevole visualizzandolo. Un momento in cui ti sei sentita felice ed in pace.

Mentre sei lì nello spazio del cuore puoi anche chiedere qual è l'azione più saggia da intraprendere oppure puoi arricchire la tua esperienza utilizzando alcuni mantra che possono aiutarti a mantenere la calma e la chiarezza come "mi sento calma e centrata" o "scelgo ciò che è meglio in questa situazione"

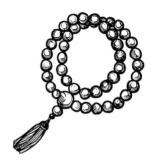

Osserva quindi le sensazioni corporee e i tuoi pensieri, e quando ti senti di nuovo calma scegli il prossimo tuo passo.

## Mantra per la pratica

- Mi sento calma e concentrata.
- Scelgo ciò che è meglio in questa situazione.
- Ascolto e rispondo con gentilezza e compassione.
- Ad ogni respiro, inspiro forza e calma ed espiro tensione e ansia.
- Ho tutto ciò di cui ho bisogno per essere felice e in pace.
- Permetto al mio respiro di ancorarmi nel momento presente
- Sono a casa nel mio corpo, che si connette facilmente alla terra e alla sua energia.
- Mi concentro su quello che sto facendo.
- Sto permettendo al mio corpo e alla mia mente di adattarsi ai cambiamenti che stanno accadendo nella mia vita in questo momento.

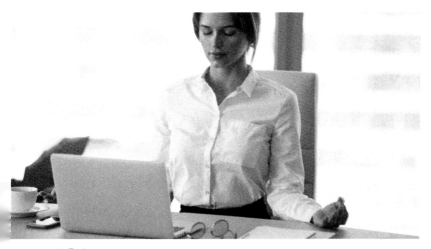

> La Tecnica STOP è come un piccolo rituale di consapevolezza che puoi inserire nella tua giornata ogni volta che ne hai bisogno. Aiutandoti a rimanere presente e consapevole delle tue azioni, dei tuoi pensieri e delle tue emozioni, questa pratica ti consentirà di gestire meglio lo stress e migliorare il tuo benessere mentale.

# 09

## The STOP & smell Technique

Durante i respiri lenti e profondi il rilascio dello stress avviene più efficacemente che nei respiri brevi a livello toracico.

L'inspirazione di oli essenziali facilita l'esecuzione dei respiri profondi, questo perché più ci piace l'aroma e più ne vogliamo sentire.

Abbinare la STOP Technique all'Aromaterapia non solo ci aiuta a rilassarci attraverso la visualizzazione e respirazione profonda, ma possiamo beneficiare anche dell'effetto emozionale dell'olio essenziale utilizzato durante la nostra pratica.

## Quali oli essenziali utilizzare?

In realtà puoi utilizzare qualsiasi olio essenziale che ti piaccia, ma vorrei comunque darti 3 suggerimenti.

### *Lavanda (Lavandula angustifolia o Lavandula officinalis)*

L'olio essenziale di lavanda è di gran lunga uno degli oli aromaterapici più popolari disponibili e i suoi benefici sono quasi infiniti. L'olio essenziale di lavanda ha un profumo floreale, ma la sua fragranza non è dolce come la maggior parte degli altri fiori. Invece è fresco e fortemente erbaceo, con sfumature di canfora.

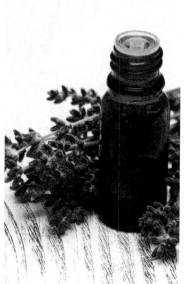

Questo olio essenziale ha una consistenza sottile ed è tipicamente distillato a vapore. Se utilizzata nelle miscele in aromaterapia, può essere una nota di testa o di cuore.

Utilizzo:
L'olio essenziale di lavanda può essere utilizzato puro. È adatto per l'inalazione diretta, diffusione, applicazione topica e ingestione.

Principali utilizzi:
Lenisce l'insonnia, la tensione nervosa e i sintomi

premestruali, tratta le condizioni della pelle, tra cui l'acne
e l'eccesso di olio sulla pelle, riduce la pressione sanguigna
e il colesterolo, tratta le allergie e l'asma, lenisce contusioni
e ustioni, allevia il mal di testa, combatte lievi infezioni
batteriche e fungine, compreso l'orecchio del nuotatore e il
piede d'atleta, respinge gli insetti.

Promuove un senso di calma ed equilibrio, rilassa la mente
e allevia i sentimenti di rabbia e frustrazione.
Se utilizzato per la meditazione, promuove sensazione di
chiarezza e favorisce a una maggiore intuizione.

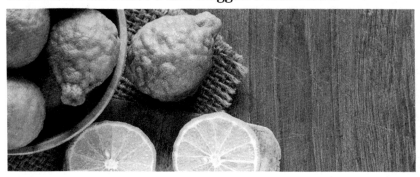

**Bergamotto (Citrus bergamia)**

Questo olio essenziale dal colore verde dorato ha una
consistenza sottile e un aroma fresco, agrumato, con
sfumature floreali. Essendo leggermente amarognolo ci
porta ad interiorizzare, a guardarci dentro.
Se utilizzato nelle miscele di aromaterapia è considerato
una nota di testa.

Utilizzo:
Diluire aggiungendo una parte di olio essenziale di
bergamotto a quattro parti di olio vettore.

É adatto per l'inalazione diretta, l'ingestione, per la diffusione e l'applicazione topica quando diluito.

Utile per:
acne, ascessi, psoriasi e allevia il prurito della pelle, riequilibra la pelle grassa, conforta la tosse, riduce i sintomi del raffreddore, lenisce le punture di insetti e l'herpes labiale, previene l'alitosi, promuove sensazioni di rilassamento, allevia lo stress e l'ansia.

Se utilizzato in meditazione, l'olio essenziale di bergamotto può supportare una salutare disintossicazione dalla dipendenza da droghe e alcol e aiuta a smettere di fumare.

Il bergamotto conferisce al tè Earl Grey il suo sapore caratteristico.
È anche un additivo per profumi molto popolare: circa un terzo di tutte le colonie e la metà di tutti i profumi contengono bergamotto

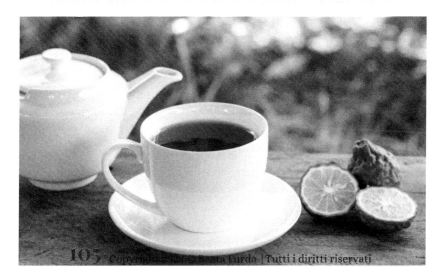

## Menta piperita (Mentha × piperita)

Se la fonte dello stress e ansia è la propria mente che per la grande quantità di pensieri va in tilt, allora la menta piperita è perfetta per donare chiarezza mentale.
La menta piperita, originaria della regione mediterranea, oggi viene coltivata negli Stati Uniti, in Giappone, Gran Bretagna e in Italia.

L'olio essenziale di menta piperita è un medicinale straordinario con un aroma molto forte. È ampiamente utilizzato in numerosi prodotti commerciali e costituisce un'aggiunta fantastica a molte miscele di aromaterapia.

L'olio essenziale di menta piperita è derivato dalle foglie di Mentha piperita. Questa pianta è prolifica e facile da coltivare, rendendo il suo olio essenziale uno dei meno costosi del mercato.
Ha una consistenza sottile e viene tipicamente distillato a vapore.
In aromaterapia per le miscele viene utilizzata come nota di testa.

Utilizzo:
L'olio essenziale di menta piperita deve essere diluito 50:50 con un olio vettore prima dell'uso. È adatto per inalazione diretta, diffusione, applicazione topica e ingestione.

Principali utilizzi:

Lenisce fastidi, dolori e prurito della pelle, inclusi psoriasi ed eczema, allevia la tensione e il mal di testa, lenisce le infezioni respiratorie e l'asma, è utile per alleviare nausea e altri problemi digestivi, combatte le infezioni virali e fungine, compreso l'herpes labiale.
L'olio essenziale di menta piperita fornisce una meravigliosa sensazione di raffreddamento, grazie all'alto livello di mentolo che contiene, se utilizzato in uno spray per il corpo.

Se utilizzato in aromaterapia, l'olio essenziale di menta piperita promuove una maggiore concentrazione mentale e può aiutare a facilitare l'apprendimento di nuove informazioni. È utile per calmare la mente e alleviare la paura.

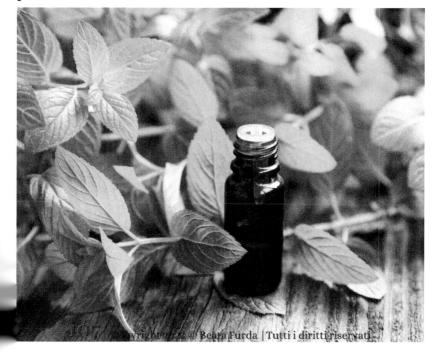

Nella meditazione, questo olio essenziale aiuta ad abbattere le resistenze nei confronti delle nuove situazioni ed è utile anche per aumentare la consapevolezza intuitiva.

L'olio di menta piperita può irritare la pelle e le mucose! Se l'olio di menta piperita finisce negli occhi o su un taglio, aspettati di sentire una forte sensazione di bruciore. Non applicare acqua, poiché ciò non farà altro che intensificare la sensazione. Soltanto lavare l'area con un olio vettore fornirà sollievo.

Non usare l'olio di menta piperita intorno agli occhi. Le donne in stato di gravidanza dovrebbero evitarlo e non deve essere usato su bambini di età inferiore ai sette anni, inoltre può causare laringospasmo sotto i 3 anni di vita.

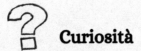 **Curiosità**

Quando vengono inalate molecole volatili, al livello polmonare ci sarà una biodisponibilità del 50% mentre al livello del sistema nervoso centrale 5% che è sufficiente a scatenare le reazioni.

**108**

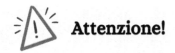 **Attenzione!**

Gli oli ad alto contenuto di cineolo, conosciuto anche come eucaliptolo o 1,8-cineolo ( è un monoterpene presente negli OE Eucalipto, Ravintsara, Alloro, Mirto, Rosmarino, Niaouli, Cajeput, Lavanda spica, Cardamomo) in alcuni soggetti asmatici, patologie bronchiali croniche e/o bambini possono scatenare laringospasmo.

### Come eseguire la tecnica

I passaggi sono praticamente uguali allo STOP Technique, ma coinvolgono anche l'olfatto durante la fase dei respiri profondi.
Quindi...
...nel momento in cui diventi consapevole della situazione stressante, visualizza nella tua mente un segnale di STOP. Fermati davvero o ferma il chiacchiericcio mentale e fai alcuni respiri profondi.
Dopo alcuni respiri metti 1 o due gocce dell'olio essenziale scelto sui polsi o nella mano e strofina per distribuire, poi metti le mani a coppa davanti al viso e fai 3-5 respiri profondi (anche di più se dovesse servire ma che siano sempre numeri dispari!).
Durante questi respiri profondi puoi mettere le mani sul cuore e sul plesso solare ed immaginare di respirare

nello spazio del tuo cuore. Qui, nello spazio del cuore, puoi richiamare un ricordo piacevole. Visualizza nella tua mente un momento in cui ti sei sentita felice ed in pace.

Mentre sei lì nello spazio del cuore puoi anche chiedere qual è l'azione più saggia da intraprendere oppure puoi recitare un mantra come "mi sento calma e centrata" o "scelgo ciò che è meglio in questa situazione"
Osserva quindi le sensazioni corporee e i tuoi pensieri
...e quando ti senti di nuovo calma scegli il prossimo tuo passo.

Puoi provare la Stop Technique senza e con gli oli essenziali.
Dopodiché puoi valutare come ti senti nelle diverse esperienze.
Hai delle preferenze?

Puoi provare a praticarlo anche prima di affrontare una situazione o un colloquio che ti crea disagio, irrequietezza, ansia.

Siamo arrivate alla fine della dimostrazione delle tre tecniche anti-stress rapide...
Per facilitare la loro comprensione e la messa in pratica ho creato sia delle guide di consultazione veloce che audio guide.
Le troverai nelle risorse pratiche.

Gli anti-stress ad azione rapida sono molto utili ed importanti per le persone che hanno uno stile di vita moderno, sempre connesso e frenetico.

Tuttavia, ci tengo a sottolineare che gli anti-stress veloci sono sì rapidi, utili ed efficaci sul breve periodo, ma risultano un po' carenti sotto altri aspetti: non funzionano altrettanto bene nel lungo termine, per esempio, e non sviluppano resilienza né forniscono risorse per affrontare le sfide quotidiane come altre tecniche di sollievo dallo stress che dovrebbero comunque essere praticate.

Scegliere di diventare una persona più consapevole, lasciar andare vecchie abitudini poco salutari come fumo, alcool, cibo spazzatura o sedentarietà ed inserire nuove abitudini sane, potrebbe risultare difficile.

Ecco perché ho deciso di mostrarti (e farti provare!) nell'ultimo capitolo una tecnica rivoluzionaria, di cui potresti non aver ancora sentito parlare, che può aiutarti a superare le tue resistenze interiori ai cambiamenti.

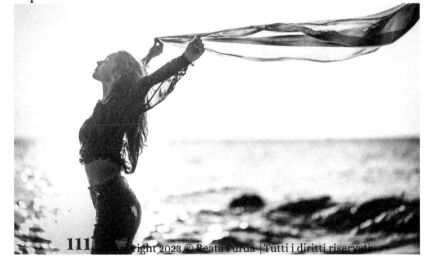

111

# Migliora il tuo benessere con Aroma Freedom Technique

Spesso, **quando ci si sente stressati, alcune persone si rivolgono a comportamenti malsani e controproducenti** per cercare di far fronte alla situazione.

**Queste strategie,** come: fumare, bere eccessivamente o ricorrere a sostanze stupefacenti per cercare di rilassarsi, abbuffarsi di cibo spazzatura o comfort food come tentativo per trovare sollievo, passare ore davanti alla TV o al telefono come mezzo di evasione, isolarsi da amici, familiari e attività sociali per evitare il confronto con i problemi, dormire eccessivamente come un modo per sfuggire allo stress, riempire ogni minuto della giornata per evitare di affrontare le questioni scomode, procrastinare e rimandare i problemi, sfogare il proprio stress sugli altri attraverso accessi d'ira o persino violenza fisica,...**sebbene possano offrire un sollievo temporaneo, alla lunga possono causare ulteriori danni.**

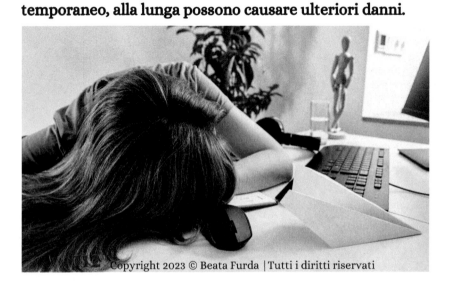

Se le tue attuali strategie per gestire lo stress non stanno contribuendo al tuo benessere emotivo e fisico, è giunto il momento di cercarne di più salutari, il ché ti consentirà di ritrovare la calma e il controllo nella tua vita.

Se vuoi diventare più soddisfatta, padrone di te stessa e sentirti bene per ogni scelta che farai, come prima cosa bisogna individuare, e poi superare, i meccanismi mentali e le sensazioni che Ti bloccano nella realizzazione di questi obiettivi di salute e benessere.

**Affermazioni positive, che non lasciano lo spazio per i dubbi e pensieri negativi, possono davvero fare miracoli per la tua salute e il tuo benessere!**

**Facciamo una prova!**
Ecco alcuni obiettivi di salute/benessere formulati secondo i criteri di Aroma Freedom Technique (quindi come affermazioni).

**Ripeti ad alta voce quello che ti piacerebbe ottenere:**

*"Oggi lascio andare le abitudini che non mi servono più."*

*"Non ho bisogno di fumare per sentirmi tranquilla."*

*"Vedere i dolci/cibo spazzatura non mi attira neanche quando gli altri li mangiano davanti a me"*

*"Affronto qualsiasi situazione o discussione durante la mia giornata con calma, senza perdere le staffe"*

## Com'è andata?

Hai avuto qualche resistenza per ritenere vera la frase pronunciata?
Capita abbastanza spesso che quando le persone fissano degli obiettivi, di solito ricevono una raffica di pensieri negativi che dicono loro perché non possono raggiungerli.

Hai presente quella voce interiore che è sempre con te e che commenta ogni tuo pensiero e ogni azione che compi? È quella la voce che mette in discussione, dubita, discute e interpreta la vita in ogni momento...

Non è lì nella tua testa per puro caso. È lì perché vuole proteggerti.
L'unico problema è che vuole proteggerti da una situazione che non esiste più da molto tempo...

### *Da dove arrivano quelle voci interiori?*

Per scoprirlo ti svelo **3 fatti interessanti sulla natura umana:**

- Siamo progettati per esplorare e crescere
- Siamo progettati per imparare dall'esperienza ed evitare il dolore creando "regole interiori" per sentirci al sicuro
- Siamo progettati per nascondere queste "regole interiori" alla nostra consapevolezza

**114**

Questo però crea un conflitto tra il nostro desiderio di crescere ed esplorare e il nostro desiderio di sicurezza.

Quando viviamo un'esperienza dolorosa, il nostro subconscio sviluppa pensieri negativi nel tentativo di proteggerci dal dolore futuro.
Ma la nostra mente non ci protegge solo dal dolore fisico, lo fa anche per evitare quello mentale ed emotivo.
Attraverso la paura il nostro cervello ci protegge dalle delusioni, dalle sconfitte.

Abbiamo paura del cambiamento, degli imprevisti e perfino del successo!

La paura è il primo motivo per cui le persone non iniziano un qualcosa di nuovo da vivere. Ecco perché le persone, anche quando stanno male in una situazione, non la cambiano comunque, perché in realtà hanno paura più del cambiamento che dalla situazione stessa.
Quello che abbiamo, dove siamo, è sicuro.

Tutti noi abbiamo sviluppato probabilmente centinaia se non migliaia di convinzioni negative nel corso della nostra vita, e queste funzionano al di sotto del livello di coscienza e riemergono ogni volta che facciamo qualcosa di nuovo che metta in discussione la nostra "sicurezza".

Non è necessario che le esperienze negative siano particolarmente traumatiche per avere un'influenza profonda e duratura su di noi.

Hai già provato a combattere quelle voci negative magari con altre tecniche?

Se la risposta è sì, ma non ci sei ancora riuscita, forse stavi cercando la risposta nel posto sbagliato...

Ti racconto una storia che meglio riassume questo fenomeno:

Stai facendo una passeggiata di sera e vedi qualcuno che striscia per terra sotto un lampione, apparentemente alla ricerca di qualcosa.

Le chiedi se puoi aiutarla.

"Ho perso le chiavi", dice, "e le sto cercando".

"Dove li hai persi?" chiedi.
La persona indica l'altro lato della strada.
"Li ho persi laggiù", dice.

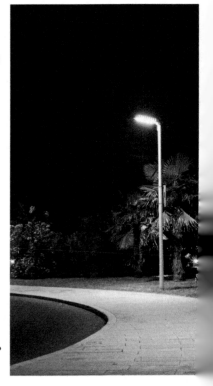

Ci pensi per un minuto...
"Ma, se li hai persi laggiù, perché li cerchi qui?" chiedi, con espressione incerta.

"Perché qui la luce è migliore", risponde la persona.

**116**

Spesso, come nel caso del lampione, vediamo solo ciò che la nostra mente ci permette di vedere, basandoci su ciò che conosciamo, sulle nostre esperienze e sulla nostra formazione.
Quindi, quando cerchiamo di risolvere un problema da soli, siamo vincolati da queste limitazioni.

Affrontiamo ogni compito, ogni problema, ogni sfida utilizzando solo le risorse che abbiamo accumulato nel corso della nostra vita, cercando soluzioni solo nei modi che ci sembrano familiari.

Ora che abbiamo visto le limitazioni che spesso incontriamo quando cerchiamo di risolvere i nostri problemi utilizzando solo le risorse e le prospettive che conosciamo, vorrei aiutarti ad allargare i tuoi orizzonti!

Ciò che sto per condividere con te potrebbe aprire nuove porte e opportunità che forse non hai mai considerato prima d' ora.

**Prova a dare una risposta a queste domande:**

- Puoi sempre scegliere le sensazioni che provi in una situazione particolare o stressante?
- Riesci a conciliare gli impegni della tua quotidianità in linea con i tuoi obiettivi di benessere?
- Quando decidi di inserire una nuova abitudine sana lo fai senza resistenze?
- Ti viene facile diventare la persona che vorresti essere ogni giorno?

**117**

Se la tua risposta è "Sì", complimenti! Non dovresti aver bisogno di altro!

**Se** invece **ti senti guidata da voglie, compulsioni e abitudini autodistruttive oppure procrastini le azioni che vorresti intraprendere**...raddrizza le tue antenne perché sono felice di presentarti:

## SOS Benessere

*Sessione Online Sensoriale di*
*Aroma Freedom Technique*

per aiutarti a raggiungere i tuoi obiettivi di salute e benessere una volta per tutte

Insieme, possiamo esplorare come l'Aroma Freedom Technique può diventare una risorsa preziosa nel tuo percorso di benessere e crescita personale.

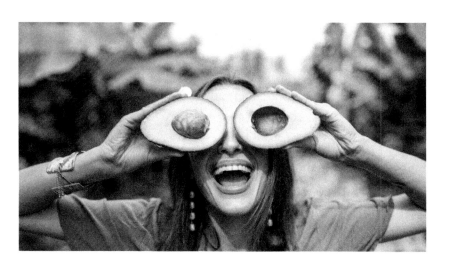

*Liberati da stati d'animo, comportamenti o abitudini malsani ed improduttivi e inizia uno stile di vita sana per raggiungere il tuo benessere a 360°*

*Scopri come ritrovare il tuo peso forma, di lasciar andare quelle voglie di dolci, iniziare un allenamento fisico, smettere di fumare o semplicemente vivere in equilibrio le tue giornate, senza sentirti bloccata dall'autosabotaggio*

## *Che cos'è l'Aroma Freedom?*

Aroma Freedom è il nuovo approccio al benessere che abbina tecniche psicologiche moderne all'aromaterapia in un metodo pionieristico.

La tecnica combina diversi principi psicologici, come la terapia cognitivo comportamentale (CBT) e la desensibilizzazione e rielaborazione attraverso movimenti oculari (EMDR), al potere trasformativo degli oli essenziali. Questa combinazione di tecniche è stata elaborata dal dott. Benjamin Perkus, Ph.D. (psicologo clinico). Lo trovi su https://www.aromafreedom.com/

Questo approccio innovativo può offrire una prospettiva completamente diversa nel tuo percorso di crescita personale e nel superamento delle sfide quotidiane.
Se finora hai cercato soluzioni nel posto sbagliato, è perché forse non hai ancora scoperto questa tecnica straordinaria.

Aroma Freedom Technique combina il potere degli oli essenziali con tecniche di rilascio emotivo per aiutarti a superare blocchi, ansie e stress in modo efficace.

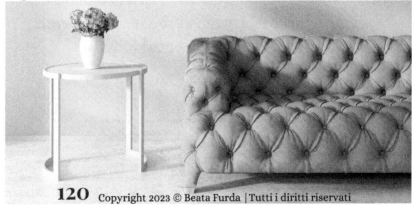

È come una guida passo dopo passo che aiuta a liberarti dai pensieri negativi, dai sentimenti e dai ricordi che ti tengono ancora bloccata.

Immagina di usarlo per dar vita a una nuova energia positiva che ti spinge verso la crescita e l'espansione, invece di restare bloccata nella paura, nel dubbio o nella sensazione di essere paralizzata.

Durante la tecnica vengono utilizzati oli essenziali specifici, che ti aiutano a vedere te stessa e il mondo con occhi nuovi, rendendo questi cambiamenti durevoli.

*"Il momento in cui cambi la tua percezione, è il momento in cui riscrivi la chimica del tuo corpo."*

Dr. Bruce Lipton

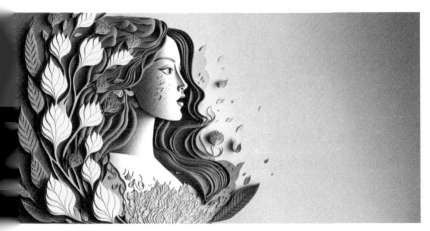

Esistono **6 tecniche di Aroma Freedom**, ciascuna utilizzata per uno scopo specifico:

**Aroma Freedom Technique (AFT)** - per eliminare i pensieri, i sentimenti e i ricordi che ti impediscono di raggiungere i tuoi obiettivi.

**La tecnica di risoluzione della memoria (TMRT)** - La tecnica per lasciar andare dei ricordi, traumi recenti o infantili che hanno una carica emotiva molto forte.

**Aroma Reset** - per evitare di sentirsi sopraffatte, ripristinando l'equilibrio in situazioni di stress in soli 60 secondi.

**Aroma Boost** - per superare in un batter d'occhio la procrastinazione e intraprendere azioni ispirate.

**Aroma Wisdom** - per resettare le preoccupazioni per il futuro e ricevere una guida chiara.

**Aroma Clear** - per trasformare la reattività emotiva e rilasciare le radici più profonde delle emozioni.

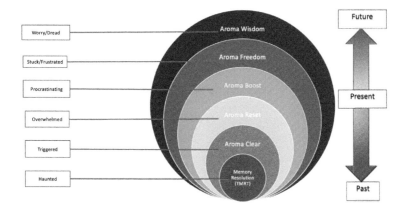

Che si tratta di piccoli obiettivi quotidiani oppure dei grandi sogni quando sentiamo di procrastinare l'azione che ci avvicinerebbe al risultato desiderato, bisogna fare qualcosa che ci liberi dai nostri blocchi emotivi e mentali.

**Le cause che possono bloccarci sono:**

- paura e bassa autostima
- instabilità emotiva
- convinzioni auto-limitanti
- chiacchiericcio mentale negativa
- abitudini errate
- ricordi traumatici
- auto-sabotaggio
- voglie

Questa tecnica è molto particolare perché non utilizza semplicemente il supporto emotivo di un olio essenziale, ma cerca le radici più profonde delle emozioni e le sblocca.

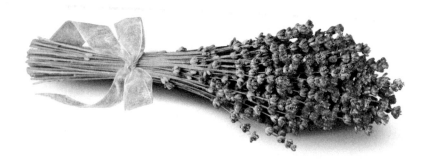

**Ma non voglio che Tu mi creda solo sulla parola!** ●

Una delle tecniche AFT, ovvero l'Aroma Reset, rientra nella categoria tecniche anti-stress rapide...e Te la voglio regalare.

Imparandola avrai un ulteriore strumento per superare, in soli 60 secondi, stress ed ansia durante la tua giornata, inoltre provandola ora potrai sperimentare personalmente il funzionamento alla base (e anche l'efficacia) delle tecniche Aroma Freedom.

**Seguimi** quindi **nei passaggi di Aroma Reset** per sperimentare Tu stessa come l'aromaterapia emozionale può cambiarti la giornata, anche se ti senti stressata, sopraffatta, triste o ansiosa in questo momento.

Il processo dell'Aroma Reset è un metodo semplice per liberarsi rapidamente dei pensieri e dei sentimenti negativi legati a una situazione attuale.

Seguendo questa tecnica, potrai "resettare"/ "ripristinare" il tuo cervello per ritrovare una sensazione di pace e integrità, permettendoti di proseguire la tua giornata in uno stato mentale migliore.

Per tutte le tecniche di Aroma Freedom utilizziamo oli essenziali dell'azienda Young Living e per la tecnica Aroma Reset viene utilizzata una miscela specifica chiamata Memory Release Blend.

Sebbene sia più efficace utilizzare gli oli essenziali autentici, prodotti da Young Living, vorrei darti suggerimenti in base alle cose che sicuramente troverai nella tua dispensa per poterlo provare ora.

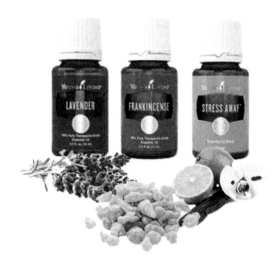

**Le alternative da utilizzare** con la tecnica devono essere prodotti naturali come un **arancia, limone, pompelmo, mandarino oppure delle spezie fresche o essiccate come basilico, anice stellato, chiodi di garofano, alloro, rosmarino...** ed è altrettanto importante che tu abbia un'associazione positiva al profumo.

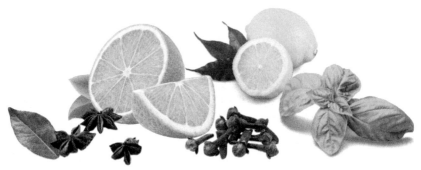

## *Aroma Reset*

**Iniziamo?**

**Passaggio 1 : identifica la situazione.**

Pensa a una situazione attuale che ti sembra opprimente, frustrante o confusa. Una volta che puoi immaginarlo chiaramente, vai al passaggio successivo.

**Passaggio 2 : definisci l'emozione.**

Trova una parola che descriva come ti senti quando immagini la situazione.
Esempi: triste, senza speranza, sola, timorosa, ecc.

**126**

**Passaggio 3 : individua nel tuo corpo la sensazione che accompagna l'emozione.**

Dove la senti?
Esempi: cuore, testa, pancia, ecc. Potrebbe anche essere espresso in una postura corporea, come accasciarsi o stringere i denti.

**Passaggio 4 : identifica il pensiero negativo.**

Qual è il pensiero negativo collegato alla situazione e all'emozione?
Esempi: "Non ho abbastanza tempo". "Non ho abbastanza soldi", "Non sono abbastanza intelligente". etc.

**Passaggio 5 : annusa gli oli essenziali.**

Metti una goccia di Lavanda, una di Incenso e una di Stress Away sui palmi delle mani e strofinali*.
Inspira profondamente con le mani a coppa davanti al viso mentre ti concentri sulla situazione, sul sentimento, sulla sensazione corporea e sul pensiero negativo.
Nota cosa succede alla tua immagine della situazione e come ti senti nel tuo corpo e nella tua mente.

*In questo passaggio puoi utilizzare gli oli come descritto nell'esercizio oppure puoi scegliere tra le alternative descritte precedentemente.
Se utilizzi la frutta, grattugia la buccia dell'agrume scelto così liberi l'essenza, mentre se usi le spezie, ti basterà strofinarle tra le mani.

Mentre inspiri gli oli essenziali nella situazione, potrai notare che il tuo corpo si rilassa e la sensazione diventa più leggera o si dissolve del tutto.

**Dopo circa un minuto controlla come ti senti.**
Molte volte, dopo solo un giro di pulizia, ti sentirai rilassata e pronta ad affrontare la giornata. Se è così, va benissimo!

Circa la metà delle volte è necessario anche un secondo ciclo di pulizia. In tal caso, basta tornare all'immagine della situazione originale e dare un nome alla NUOVA emozione/sensazione/pensiero che provi.

La nuova sensazione potrebbe essere una versione più leggera della tua emozione originale.
Se la tua emozione al primo giro fosse "Ansiosa", (emozione più intensa) al secondo giro potrebbe essere "Nervosa" (emozione meno intensa).

Oppure la nuova emozione potrebbe essere totalmente diversa dall'originale, come passare da "Ansiosa" a "Arrabbiata." Va bene comunque.

Di solito dopo due, al massimo tre, cicli ti sentirai rilassata e "ripristinata".

In alcuni casi durante questa tecnica veniamo a conoscenza di alcuni problemi, ricordi che non possiamo risolvere con una semplice tecnica di self care come l'Aroma Reset.

Consideralo comunque una vittoria perché sei riuscita a scoprire qualcosa di più profondo con cui lavorare in una consulenza personalizzata.

### Passaggio 6 : decidi qual è il prossimo passo.

Ora che qualcosa è cambiato e non sei più bloccata, puoi decidere come proseguire.

**A. _ Continua la tua giornata con uno stato d'animo più rilassato, calmo e sereno.**

**B. _ Usa la tecnica Aroma Freedom per eliminare tutti i problemi di cui sei venuta a conoscenza durante questo processo.**

Nel prossimo capitolo, dedicato alle risorse utili, troverai le indicazioni che ti servono per poter provare da sola oppure in una consulenza personalizzata l'Aroma Freedom Technique, di cui sono la prima infermiera Professionista Certificata in Italia.

# *Risorse utili*

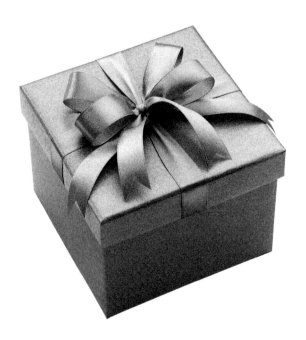

Scheda di riferimento rapida per

## *La tecnica di radicamento dei 5 sensi*

Per mettere in pratica la tecnica procedi in questo modo:

1. Concentrati su 5 cose che puoi vedere

2. Concentrati su 4 cose che puoi toccare

3. Concentrati su 3 cose che puoi sentire/udire

4. Concentrati su 2 cose che puoi annusare

5. Concentrati su 1 cosa che puoi assaggiare

Scheda di riferimento rapida per

## The Stop technique

Per mettere in pratica la tecnica procedi in questo modo:

S = Stop: Interrompi ciò che stai facendo, premi il pulsante di pausa sui tuoi pensieri e azioni.

T = Take (Prendi): Fai alcuni respiri profondi per centrarti e ritrovarti completamente nel momento presente.

O = Observe (Osserva): Osserva cosa sta accadendo nel tuo corpo, nelle tue emozioni e nella tua mente. Presta attenzione alle sensazioni fisiche, alle emozioni e ai pensieri che stai sperimentando.

P = Proceed (Procedi): Dopo aver osservato attentamente, scegli consapevolmente come procedere.

Scheda di riferimento rapida per

# The Stop & smell technique

Per mettere in pratica la tecnica procedi in questo modo:

S = Stop: Interrompi ciò che stai facendo, premi il pulsante di pausa sui tuoi pensieri e azioni.

T = Take (Prendi): Fai alcuni respiri profondi per centrarti e ritrovarti completamente nel momento presente.
Dopo alcuni respiri metti 1 o 2 gocce dell'olio essenziale scelto sui polsi o nella mano e strofina per distribuire, poi metti le mani a coppa davanti al viso e fai 3-5 respiri profondi.

O = Observe (Osserva): Osserva cosa sta accadendo nel tuo corpo, nelle tue emozioni e nella tua mente. Presta attenzione alle sensazioni fisiche, alle emozioni e ai pensieri che stai sperimentando.

P = Proceed (Procedi): Dopo aver osservato attentamente, scegli consapevolmente come procedere.

Mi rendo conto che per le prime volte potrebbe essere difficile eseguire queste tecniche senza una guida audio. Infatti, per poterti aiutare, **ho registrato delle audio/video guide di tutte le tecniche anti-stress rapide.**

**Per poterli scaricare ed ascoltare:**

- se leggi questo libro in formato ebook, ti basterà cliccare sul testo del link qui sotto e la pagina del sito, che ospita queste risorse, si aprirà in una nuova finestra
- se leggi invece il libro in formato cartaceo, digita il testo del link nella stringa di ricerca Google (oppure scrivimi un email all'indirizzo info@beatafurda.com e chiedi l'accesso alla pagina)
- e puoi anche inquadrare il QR Code per atterrare direttamente sulla pagina

<u>https://www.beatafurda.com/</u>
<u>instant-zen-risorse-utili</u>

Sulla stessa pagina troverai anche le indicazioni per poter acquistare

- il mini corso **"Supera le tue voglie con Aroma Freedom"** e provare in autonomia l'Aroma Freedom Technique, grazie ad un video registrato dove ti guiderò attraverso uno specifico procedimento in modo che tu possa liberarti di qualsiasi voglia o dipendenza, oppure
- **prenotare la tua consulenza individuale** e personalizzata con me di circa 60 minuti, ovvero **"SOS Benessere"**.

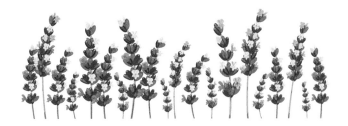

Su di me...

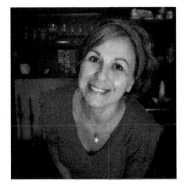

Sono una creativa multipotenziale con un background sanitario incentrato sul benessere olistico femminile.

**Credo fermamente che noi donne siamo i pilastri fondamentali per la salute e per il benessere della nostra famiglia e dell'intero pianeta, ma soltanto se, prima di tutto, ci prendiamo cura di noi stesse.**

Per questo condivido con te tutte le risorse naturali e le tecniche olistiche che puoi adottare sin da subito per abbracciare un nuovo benessere, senza stravolgere i tuoi ritmi.

Per ulteriori informazioni sulla scienza degli oli essenziali e sulla salute olistica, nonché sui miei ultimi libri, blog post, corsi, consulenze e podcast, visita il mio sito web all'indirizzo www.beatafurda.com oppure vieni a trovarmi sui social:

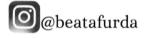 @beatafurda          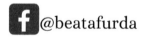 @beatafurda

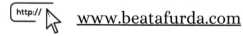 www.beatafurda.com

Per concludere il nostro viaggio insieme verso il miglioramento delle tue giornate attraverso tecniche olistiche rapide... vorrei lasciarti anche una poesia per ricordarti di guardare ogni tua giornata anche da un'altra prospettiva...

"Oggi è stata la giornata più brutta di sempre

E non provare a convincermi che

C'è qualcosa di buono in ogni giorno

Perché, se guardi da vicino,

Il mondo è un posto piuttosto malvagio.

Anche se

Un po' di gentilezza ogni tanto traspare

La soddisfazione e la felicità non durano.

E non è vero che

Sta tutto nella testa e nel cuore.

Perché

La vera felicità si ottiene

Solo se la propria condizione è elevata

Non è vero che il bene esiste

Sono sicuro che sei d'accordo che

La realtà

Crea

Il mio atteggiamento

È tutto fuori dal mio controllo

E nemmeno tra un milione di anni mi sentirai dire che

Oggi è stata una bella giornata"

e adesso leggila dal basso verso l'alto!
(Thich Nhat Hanh)

Printed in Great Britain
by Amazon

32287187R00079